中医中药轶事珍闻

主编　杨晓光　赵春媛

编委　杨　森　时培育　朱天宇　赵荣庆
　　　徐秋新　刘星兴　夏　明　方　波
　　　芦正伟　于　滨

中国中医药出版社

·北　京·

图书在版编目（CIP）数据

中医中药轶事珍闻 / 杨晓光，赵春媛主编 . —北京：中国中医药出版社，2018.9

ISBN 978 – 7 – 5132 – 4863 – 1

Ⅰ . ①中…　Ⅱ . ①杨…　②赵…　Ⅲ . ①中国医药学—普及读物

Ⅳ . ① R2–49

中国版本图书馆 CIP 数据核字（2018）第 065449 号

中国中医药出版社出版

北京市朝阳区北三环东路 28 号易亨大厦 16 层

邮政编码　100013

传真　010–64405750

山东德州新华印务有限责任公司印刷

各地新华书店经销

开本 710×1000　1/16　印张 15.5　字数 237 千字

2018 年 9 月第 1 版　2018 年 9 月第 1 次印刷

书号　ISBN 978 – 7 – 5132 – 4863 – 1

定价　48.00 元

网址　www.cptcm.com

社 长 热 线　010–64405720

购 书 热 线　010–89535836

维 权 打 假　010–64405753

微信服务号　zgzyycbs

微商城网址　https://kdt.im/LIdUGr

官 方 微 博　http://e.weibo.com/cptcm

天猫旗舰店网址　https://zgzyycbs.tmall.com

如有印装质量问题请与本社出版部联系（010–64405510）

前言

中医中药源远流长，为我国的三大国粹之一。中医的足迹遍布全球各地，中药的品种雄居世界之最。数千年来，中医中药在以其独特的功效救死扶伤、祛病延年，为人类的健康做出了不可磨灭的贡献的同时，也为世间留下了许许多多弥足珍贵的文化遗产。其中，既有对中医中药起源的考证，又有古今名人与中医药的轶事珍闻，还有关于中草药的动人传说，以及中医中药与文学艺术的不解之缘……如果说，所有这些如同杏林中绽放的一朵朵美丽的鲜花，散发着缕缕幽香，令人心旷神怡，那么，把这些花朵分门别类地呈现在大众面前，让人们在赏心悦目的同时，有所感悟，有所收益，这就是我们的初衷。因此，才有了本书的编辑和推出。

本书分为"源远流长中医药""名人与中医药""中药的故事与传说""中医药与文学艺术"四部分。所有篇章，或考证有据，或口口相传，或见之于典籍，或流传于坊间，读来饶有兴味，可谓长幼咸宜。一卷于手，品味咀嚼，不啻一顿精神美餐。

编者

2018 年 1 月

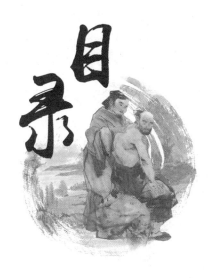

源远流长中医药

名人与中医药

中药的故事与传说

中医药与文学艺术

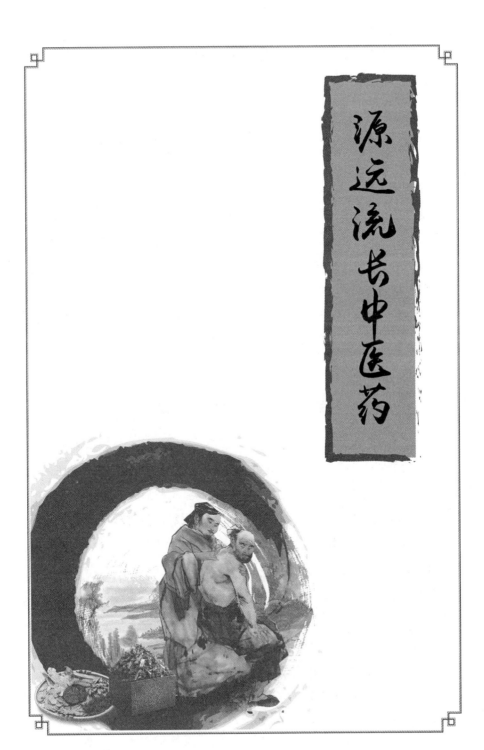

源远流长中医药

简释"醫"字

汉文"医"字的繁体为"醫",由"殹"和"酉"两大部分构成。东汉文字学家许慎所著《说文解字》是最早系统地对汉字字源进行考究和对汉字字形进行分析的典籍。其中写道:"醫,治病工也。"并且解释医字上半部的"殹"是"恶姿也",即表示人在患病时的姿态。

"醫"字的构成,又同"疾"字有密切的关系。"疾"字结构包含了"矢",表示人体被箭(矢)射中,于是产生了病痛。至于"殹"字中的"殳",是古时一种兵器,初为竹制,一丈三尺长,前端尖锐。有人解释为用"殳"驱赶病魔的意思。

清代张路玉在《张氏医通》中又对"殹"字做了解释,认为"殹"是表示用箧收藏"矢"和"殳"攻病,就如同用"矢"和"殳"攻击敌军一样。

我国古代十大医学之祖

针灸之祖——黄帝 其是传说中中原各族的共同领袖。现存《黄帝内经》即系托名黄帝与岐伯、雷公等讨论医学的著作。此书治疗多用针刺,故对针刺的记载和论述亦特别详细,对腧穴和刺阖、刺禁等记录较详。

脉学倡导者——扁鹊 姓秦,名越人。《史记·战国策》载有他的传记病案,并被推崇为脉学的倡导者。

外科之祖——华佗 又名敷,字无化。后汉末沛国(今安徽亳州)人,精通内、外、妇、儿、针灸各科,对外科尤为擅长。对"肠胃积聚"等病,让患者饮麻沸散,须臾便如醉,再施行开腹手术。

医圣——张仲景 名机,汉末南阳郡(今河南南阳)人。相传曾任长沙太守,当时伤寒流行,病死者很多。其所著《伤寒杂病论》总结了汉代300多年的临床实践经验,对中医学的发展有重大贡献。

预防医学的倡导者——葛洪 字稚川，自号抱朴子，晋代丹阳句容（今属江苏）人，著《肘后备急方》。书中最早记载一些传染病如天花、恙虫病的证候及诊治。"天行发斑疮"是全世界最早有关天花的记载。

药王——孙思邈 唐代京兆华原（今陕西辉县）人，医德高尚，医术精湛。治愈唐太宗皇太后头痛病，宫廷要留他做御医，他撒谎采"长生不老药"献皇上，偷跑了。监视人谎报其采药时摔死，太宗封孙思邈为药王。

儿科之祖——钱乙 字仲阳，北宋郓州（今山东东平）人。著《小儿药证直诀》共3卷。以脏腑病理学说立论，根据其虚实寒热而立法处方，比较系统地做出了辨证论治的范例。

法医之祖——宋慈 宋代福建人。1247年总结宋代前法医方面的经验及他本人四任法医的心得，写成《洗冤集录》，是世界上最早的法医文著，被译成俄、朝鲜、英、德、法、荷兰等国文字。

药圣——李时珍 字东璧，号濒湖，明代蕲州（今湖北蕲春）人。长期上山采药，深入民间，参考历代医书800余种，经27年艰苦劳动，著成《本草纲目》，所载药物共1758种，流传至今并被译为日、法、德、俄等国文字。

《医宗金鉴》总修官——吴谦 字六吉，清代安徽歙县人。乾隆时为太医院院判。主编官修医书《医宗金鉴》90卷，论述各科疾病的诊断、辨证、治法、方剂等内容，简明扼要，切合实用，流传很广。

我国古代的女医学家

义妁 西汉河东（今山西夏县）人，是我国历史上著名的女医生。她从小就喜爱医药，经常向医生们请教，学到了许多医学知识，积累了丰富的医学经验。她治病时，汤药和针灸并用。有一次，从外地抬来了一位鼓胀的病人，发胀的肚子比将要临产的孕妇还大，脐眼凸出，四肢和面部却瘦得皮包骨头，气息奄奄，病情险恶，如不及时抢救，将危及生命。义妁对她仔细诊视后，取出几根针，在病人的腿部和腹部扎了几针，又用一包药粉敷在她的脐眼上，用热水浸湿的绢帛裹住，并给她灌服汤药。几天之后，病人的肿胀全消，自己可以起床活动。义妁精湛的医技被汉武帝知道后，将其征召入宫，封为女侍医，专为皇太后治病。

鲍姑　名潜光（309—363 年），山西长治人。她出生于一个官宦兼道士之家，其父鲍靓是广东南海太守，其夫葛洪是晋代著名炼丹术家，曾著有《肘后备急方》等。耳濡目染，家庭熏陶，给她行医治病创造了良好条件。她长期与葛洪在广州罗浮山炼丹行医，岭南人民尊称她为"鲍仙姑"。

鲍姑行医采药，其足迹遍及广州、南海、惠阳、博罗等地。她医术精良，擅长灸法，以专治赘瘤与赘疣而闻名。她采用越秀山脚下漫山遍野生长的红脚艾做艾绒进行灸疗治疾，因此，后人称此艾为"鲍姑艾"。曾有诗赞颂：

越井岗头云作岭，枣花帘子隔嶙峋。

我来乞取三年艾，一灼应回万古春。

一天，鲍姑在行医采药回归途中，见一位年轻姑娘在河边照容，边照边淌着泪。鲍姑上前一看，见她脸上长了许多黑褐色的赘瘤，十分难看。乡亲们因此都鄙视她，亦无法找丈夫，故而顾影自泣。鲍姑问清缘由，即从药囊中取出红脚艾，搓成艾绒，用火点燃，轻轻地在姑娘脸上熏灼。不久，姑娘脸上的疙瘩全部脱落，看不到一点疤痕，变成了一个容貌俊美的少女。她千恩万谢，欢欢喜喜而去。

遗憾的是，鲍姑没有留下什么著作。后人认为，她的灸法经验可能渗入到葛洪的《肘后备急方》中。该书有针灸医方 109 条，其灸方竟占 90 余条，并对灸法的作用、效果、操作方法、注意事项等都有较全面的论述。据分析，葛洪不擅长灸法，他的精力主要集中于炼丹和养生上。《肘后备急方》中收入如此丰富的灸方，可能与擅长灸法的鲍姑有密切的关系。

鲍姑死后，岭南人民为了纪念她对医学事业的重大贡献，在广州越秀山下三元官内修建了鲍姑祠，以志纪念。

谈允贤　江苏无锡人，是明代一位著名的妇科女医生。其祖父曾任南京刑部郎中，是当地的名医；祖母对医药也十分精通。谈允贤从小就受到家学的熏陶，专心致志地学习各类医典经书。她的祖母在临终前将全部秘方和制药工具传给了她。

谈允贤在婚后得了气血失调证，她自己诊脉确诊后，开方用药，将自身之病作为临床实践之路，经多次服药，终于痊愈，谈氏医名大振。在封建社会，由于封建礼教的束缚，男女授受不亲，一些闺阁千金和富豪眷属，得了妇科之病，羞于对男医生启口，因而不能及时治疗，延误病情，危及生命。闻谈氏之名，纷纷前来请她诊治。不久，谈允贤正式悬壶诊病，成为当地专治妇科的著名女医生。她在50多岁时，将祖母传授的医术和自己临床中积累的医疗经验，写成《女医杂言》，传给后人。

淳于衍 西汉宫廷女医家，擅治妇产科疾病。

蔡寻真、李腾空 唐代民间女医家，蔡氏系唐侍郎蔡某之女，李氏为唐宰相李林甫之女。蔡、李二人同在庐山一带行医。

胡愔 唐代女医家，胡氏对脏腑理论很有研究，撰有《胡愔方》二卷，又编绘了《黄庭内景五脏六腑补泻图》一卷。

冯氏 宋代宫廷女医家，是郭敬仲之母，治病多见奇效。因她为太后治病有功，被宋高宗晋封为"安国夫人"。

汪夫人 宋代宫廷女医家，她"知书善医，精妇人病，显于时，掌内府药院事"。

张小娘子 宋代女医家，精通外科，治疗疮疡诸病多有奇效。

陆氏 明代宫廷女医家，她原在民间行医，精通方脉。

彭氏 明代宫廷女医家，经御医会试后入官，专为太后治病，颇得太后的喜爱。

吴氏、毛氏 明代民间女医家。吴氏系郭琬（医家）之母，毛氏为郭琬之妻，郭琬父亲是医生，扬名当时。

韩氏 明代民间女医家。她"以医术游四方，治病多奇验"，韩氏怜悯穷人，深得爱戴。

周祐、周禧 明代女本草学家，为两姐妹，她俩用彩色绢绘有《本草图谱》一书。

顾德华 清代女医家，字鬓云，她是吴县一带的妇科名医，著有《花韵楼医案》一卷。

叶荫 清代女医家，她爱好幼儿保健及护理，著有《保赤金科》一书。

孙西台 清代女医家，字言言。在中医理论上有相当的造诣，著有《书星楼医案》一书。

曾懿 清代女医家。她擅长治疗瘟病，用药有独到之处，自制诸方，配合巧妙。撰有《医学篇》二卷。

我国第一位提倡晚婚的医学家

晚婚对于优生优育、提高人口素质是非常重要的，对此，我国古代医家也早有论述。远在南北朝时期，著名医家褚澄就根据中医基础理论，阐明过早婚的害处，并提出了晚婚的具体年龄。他指出："合男女必当其年。男虽十六而精通，必三十而娶；女虽十四而天癸（生殖之精）至，必二十而嫁。皆欲阴阳气完实而后交合，则交而孕，孕而育，育而为子，坚壮强寿。今未笄（未成年）之女……交而不孕，孕而不育，育而子脆不寿，此王之所以无子也。"

褚氏强调，《黄帝内经》虽然认为男子十六岁、女子十四岁就已经具备了生儿育女的能力，但事实上并未达到真正适合生育的年龄。如果要做到"孕而育，育而为子，坚壮强寿"，必须男子"三十而娶"，女子"二十而嫁"，使"阴阳充实"，所以说"合男女必当其年"，男婚女嫁必须在身体发育成熟后方可。

我国古代医生的称谓

疾医 周代医官名，相当于后世的内科医生。

医师 首见于春秋战国时期的典籍中。

太常 医官名，秦置奉常。公元 2 世纪中叶，汉景帝改称太常。至西汉时，设太常、少府官职，属于太常的为百官治病，属于少府的为宫廷治病。

药医师 我国唐代已设药医师（后称药师）负责采办药品。

太医令 东汉曹魏时设置，隋唐改称太医署令。此系管理医疗的职官。

太医博士 北魏置太医博士以教子弟。

医生 此称呼始于我国唐代。

医士 本名首见于我国北宋。

郎中 始于我国宋代，周密《武林旧事·诸色伎艺人·说药》有杨郎中、徐郎中，我国南方各省皆称医生为郎中。

大夫 始于我国宋代，见洪迈《容斋二笔》卷十六。今北方仍有称医生为大夫。

院使 隋唐设有太医署，宋有医官院，金代始改称太医院。置提名为长官。明清相沿，长官称为"院使"，下设御医、吏目、医士数十人，主要为宫廷、皇族服务。御医，即皇帝内廷供奉的医生。

大夫·医生

大夫，是中国古代职官、阶级地位的称号。所谓大夫，最初乃儒家学派所倡导之"修、齐、治、平"中修身、齐家之对象。后世，在我国广袤的北方地域，有许多人称治病救人的医生为"大夫"。

医生一词见于《唐六典》，是今天对广大医务工作者的泛称之一。至于先秦《六经》中《周礼·天官》所记"医师"一词，今天已变成了专业技术职称。

"郎中"名称的由来

人们习惯称中医师为"郎中"。其实，郎中原是秦代所设立的官名，区分文武，都是皇帝的侍从官员，历朝均有沿用。称中医师为郎中是从宋代以后民间开始的。

当时，有位郎中官名叫陈亚，为人诙谐，又爱好文字游戏。他曾以中药名写诗百首，时人誉为"药诗"，如"风雨前湖夜，轩窗半夏凉""但看车前牛岭上，十家皮没五家皮"等，都巧用谐音、双关的修辞技巧将中药名糅入诗中，而不觉牵强附会。

有一年大旱，陈亚和友人蔡襄在路上看到一个和尚求雨，赤膊自晒，殊为可笑，陈亚随口念道："不雨若令过半夏，应定晒作胡芦巴。"半夏、胡芦巴都是药名。蔡襄见他讽刺过分，便道："陈亚有心终归恶。"陈亚应声道"蔡君除口便成衰"，"便成衰"为中医学"泄泻"的别名。此事传到民间后，陈亚名声大振。人们认为他不但熟谙药名，也通医术，以后便有学医者以读陈亚"药诗"为乐事，郎中也渐渐成为中医师的代称了。

有趣的医生"外号"

过去的医生，除了姓名之外，有的还有"号"，"号"之外，还有"别号"。名字多是父亲给取的，"号"和"别号"，是医生自己取的，至于"外号"，则是病家或后世医家给取的。取义各有不同，大致上以赞誉的成分居多。

有以医生的籍贯（或其长期工作的地方）取号的，如医圣张仲景曾为长沙太守，故被人尊为"张长沙"。明代王肯堂，又称"王金坛"，李时珍又称"濒湖"，金坛、濒湖也是地名。人以地名，是非大学问家、大名医莫属的。

有夸医生技术好的，如长篇历史小说《李自成》里的尚老医生，人称"老神仙"；清代四川犍为县名医张本元精于针灸，人称"神针"；乾隆时福建长乐也有一位"方半仙"；广元市有位苏子秦老医生，人称"苏半夜"，是说找他看病的人半夜就得去排队；明代医家陶节庵精于伤寒，病人吃一剂药就好，因此而有"陶一贴"的美誉。

有以精于脉诊而著称的，宋代有位医生叫"严三点"（"三点"是指医生诊脉的寸、关、尺3个部位），有了这个外号，他的名字反而不为人所知了。

元初江西星子县有位医生叫刘岳，字公秦，也有"刘三点"之称。

又有以医生专业上的成就取"号"的，如北京的王鹏飞，人称"小儿王"；由成都调到北京的王朴诚、王伯岳父子，人称"王小儿"。

更多的是以医生善用的药物来取"号"的，金代就有一位善用大黄的"穆大黄"，近代江西吉安有位名医也叫"肖大黄"。张景岳外号"张熟地"；清代江苏娄县名医方秋崖，人称"方石膏"，近代北京四大名医之一的孔伯华亦有"孔石膏"的外号；以善用附子著称的祝味菊先生，人称"祝附子"；云南吴佩衡也有"吴附子"之名。还有常把干姜、附子、肉桂等热药一起用的，成都的陆铸之，人称"陆火神"；成都有位"蔡麻黄"，成都习俗畏麻黄如虎，看来这位医生是敢用善用麻黄的了。

也有用药量大，药味又多，一贴甚至几斤重的，外地慕名来诊者，取了药，得买一两个大编织袋才能提走的，人们就给这个医生取了"某大包"的外号。

还有以医家身体的某一缺陷取名的，清代江苏丹徒名医王九峰外号也叫"王聋子"。这样的"外号"，似觉得失风雅。

我国古代名医别称

以官职称名 创立中医"诊籍"（相当于现在的病历）而名垂青史的淳于意，曾做过齐地主管都城粮仓的"太仓令"，故后人称之为"仓公"。唐代王冰毕生潜心研究《黄帝内经》，订正、注释《素问》24卷，对后世影响颇大，他曾任高官"太仆令"，因而后世称他"王太仆"。

以居地称名 中医历史上著名的金元四大家之一、寒凉派首创人物刘完素，家居河间府（今河北河间市），故后人称他为"刘河间"。金元四大家之一、滋阴派鼻祖朱震亨，世居浙江义乌丹溪，因而后世尊称为"朱丹溪"。明代汪机为一代名医，祖居安徽祁门县石山，自号"石山居士"，后人则称他"汪石山"。

以医术称名 历代中医有不少名家因在某一领域有独特成就，而获得世人的尊称。如汉代华佗被称为"外科鼻祖""外科圣手"，唐代孙思邈则享有"药王"的美誉，宋代钱乙被称为"儿科圣手""幼科鼻祖"，清代吴师机有"外治之宗"的赞誉。

以用药称名 明代医学家张景岳为"温补派"代表，善用中药熟地黄，他创制的"新方八阵"中，补阵共有29方，用熟地黄的方子竟达22个，疗效显著，故时人称他为"张熟地"。民国初年北京著名中医陆仲安医术精良，声誉卓著。因陆仲安遣方用药善用黄芪，故当时有"陆黄芪"之美称。

有趣的中医别名

中医，即相对西医而言。在西方医学没有流入我国以前，中医基本不叫中医这个名字，而是有独特且内涵丰富的称谓。

岐黄 这个名字来源于我国古代的医学巨著——《黄帝内经》。书中采用黄帝和上古著名医学先知岐伯相互问答医学知识的形式阐述重要的医学理论。因此又称《黄帝内经》为岐黄之术。自然，岐黄也就成了中医的别名。

青囊 它的来源与三国时期的名医华佗有关。据说，华佗为曹操医头风，被曹操误解"此人欲乘机害我"而遭枉杀。被杀前，为报一狱吏酒肉侍奉之恩，曾将所用医书装满一青囊送与他，希望把自己的医术流传下去，不料狱吏不敢接受。在极度失望之下，华佗把它掷在火盆里烧掉。狱吏这时候才觉得可惜，慌忙去抢，只抢出一卷。华佗死后，狱吏亦行医，使华佗的部分医术流传下来，据此，后人称中医为青囊。

杏林 传说三国时有位名医叫董奉，他一度在江西庐山隐居。相传他在给人治病时，从不收取钱财，只要求患者在病愈之后，在他的家宅四周随意种下几棵杏树。数年后，董奉门前屋后杏树成林，人们看到杏林，便联想起医德高尚、医术高明的董奉先生，由此将给人健康保证的中医界称为"杏林"。

悬壶　"悬壶"也是中医行医的专用名词，典出《后汉书》及《神仙传》，与道医壶公有关。壶公乃是东汉时一位卖药的老翁，有道术，善用符治病。因常悬一壶于市头卖药，"药不二价""治病皆愈"，故后世称行医为"悬壶"。从那时起，医生腰间挂的和诊所前悬的葫芦，便成了中医的标志。

古代医家美称

书淫　晋代针灸学家皇甫谧，刻苦攻读针灸医书，因"耽习典籍，忘寝与食"而被称之为"书淫"。

上手　南北朝医家秦承祖，精通医药，医术超众，被誉为"上手"。

神灵翁　五代时江左医家杜公，善治目疾，每收奇效，被称为"神灵翁"。

张熟地　明代医家张景岳，善用熟地，屡起沉疴，人称"张熟地"。

陈半仙　明代医家陈实功，治病有起死回生之效，故有"陈半仙"之称。

天医星　清代医家叶天士，临床经验丰富，医术闻名大江南北，被誉为"天医星"。

小神农　清代韩士良，精通药性，有"小神农"之称。

医林状元　明代医家龚廷贤，医学知识渊博，因著述较多而被称为"医林状元"。

外治之宗　清代医家吴师机，创立了许多外治法，在临床上很有实用价值，被后世称为"外治之宗"。

苍生大医　唐代药王孙思邈少时因病学医，不但对医学有较深的研究，而且博涉经史百家学说，兼通佛典。他医德高尚，堪称医界的楷模，在《千金要方》一书中，他提出了"大医精诚"的思想，并被后世视为行医的道德标准。他主张："若有疾厄（灾难）来求救者，不得问其贵贱贫富，怨亲善友，华夷智愚，普同一等，皆如至亲之想。不得瞻前顾后，自虑吉凶，护惜身命。深心凄怆，勿避昼夜、寒暑、饥渴、疲劳，一心赴救，无作功夫形迹之心，如此可成苍生大医。"后人便将医德高尚的医生尊称为"苍生大医"。

神医 华佗是东汉著名医家，精通内、外、妇、儿各科，尤其擅长外科。施针用药简而有效，行医各地，声名颇著。一次出诊的途中，华佗碰到有人家出殡，他看见棺材缝里流出来的血血色鲜红，凭着医生的本能，他认为病人尚未死亡，决定立即开棺救人。经过抢救，终于救活了尚未死亡的休克产妇，遂被人们誉为"神医"。

橘井泉香 现在的一些中药店内，仍在显眼处悬有"橘井泉香"匾额。据《辞海》"橘井"条释：相传汉代苏仙公得道仙去前，对母亲说"明年天下疾疫，庭中井水一升，檐边橘叶一枚，可疗一人。"第二年，果然发生疫病，远近皆求治，悉数痊愈。《药海拾奇》一书中也介绍了苏仙公成仙，其母以井水、橘叶疗疫的神话传说，此后世人便以"橘井泉香"称颂救人功绩，医者也常将其刻于匾上以明志。

葫芦——中医行医的招牌

古时候，医者无论走到哪里，身上都背着个葫芦。葫芦作为行医者的招牌，据传还有个来历。

东汉时期，有个叫费长房的人见一老翁在街上卖药，病人吃了他的药，每每药到病除，于是很想拜老翁为师。一天，他见病人散去后老翁跳进一家酒店墙上挂着的葫芦内，心想这老翁绝不是等闲之辈，更增加了他拜师的决心。于是，他便在酒店挂葫芦处备好一桌上等的酒席，恭候老翁出来。不多时，老翁从葫芦内跳出来，费长房立即磕头跪拜，认师求教。老翁见费长房诚心求学，便收他为徒，将自己的医术传授于他。

后来，费长房成为当时的一代名医。他为了纪念老翁，行医时总将葫芦背在身上。从此以后，郎中行医，便用葫芦作为招牌，以表示医术高超，人们也因此把葫芦当作医生的标记。

"悬壶"悬的什么壶

"悬壶"指行医。

这里的壶既不是水壶,也不是茶壶,而是葫芦。这里有诗为证。《诗经·七月》中便有这么一句:"七月食瓜,八月断壶。"这个被断(摘)下来的"壶"就是葫芦。

壶怎么会跟葫芦沾上亲的呢?原来,古代本没有壶,装水盛浆用的就是葫芦。后来有了陶器,也便模仿着自然界的葫芦做成装水的壶,当然这壶模仿的不是我们常见的细腰葫芦,而是可以做瓢的那种葫芦。再后来又有了铜器,铜器便又仿着陶器做成了铜壶。如果细看商周时代的壶,不就像个大葫芦吗?只是多了个提把,壶身上多了些花纹而已。先民创造的陶壶(或者铜壶)已经一同存在在世界上了。于是人们便分别为他们各造了一个字,自然界的葫芦,写作"瓠",也可以写作葫芦,人工创造的葫芦写作"壶"。不过有时两者也通用。装药的葫芦一直到我们今天的语言里还在出现,人们不是常说"不知葫芦里卖的什么药"吗?此葫芦即那壶也。葫芦也可以写作壶卢、壶芦、瓠芦等,其实是一样东西,品种各异而已。

太医起于汉代

太医在汉代就设立官职。唐、宋时期在太常寺设有太医署或太医局,辽也设有太医局,金朝开始称太医院。元代的太医院已经成为独立机构,负责医疗、制作御药。明代太医院则已经有了分科。清代太医院设于顺治元年(1644年),在正阳门以东的东交民巷内。后来由于《辛丑条约》的签订,东交民巷被划归使馆区,因此在地安门外另建了太医院。地安门的皇家太医院,如今就隐没在地安门东大街111号、113号、117号这3个相邻门牌背后的寻常宅院中。今地安门东大街113号院是当年太医院的"先医庙",供奉医祖三皇"伏羲、神农、黄帝"的景惠殿尚保存完整。

我国御医点滴

清太医院为五品衙门

清太医院为独立的中央医疗机构，为帝后及官内人员看病、制药，也担负其他医药事务。太医院中的官吏和医务人员均称为太医，而且都是汉人。

太医院中的最高官位院使仅是正五品。

皇帝病情属于国家机密

御医虽然常年给皇帝及后宫看病，但绝对不允许对外露出一丝风声，因为皇帝的身体健康与否，直接关系到国家的安定，需要严格保密。

若是皇帝患病，御医治疗无效，以致死亡，御医们就会遭殃。如同治帝死后，太医院左院判李德立、右院判庄守和均被立即革职，戴罪当差。

我国历史上的走方医

中国历史上始终存在着比儒医多得多的一般医工、草泽医群体，人们又称他们为走方医。他们几乎无著作传世，只有极少数依靠儒医的记载才名垂青史，如宋代儒医张杲在《医说》中记述了走方医三文一贴的草药帮助御医治愈了宋徽宗爱妃嗽疾、牛医治愈欧阳修暴下的故事等。

清代学者赵学敏在专门为走方医正名的《串雅》一书中写道：走方医医术始于扁鹊、华佗，在技术上他们求其全，如扁鹊是妇科高手，又擅长老年、儿科及一切杂症，华佗更是不用说了。他们"治外以针、刺、蒸、灸胜，治内以顶、串、禁、截胜，药上行者曰顶，下行者曰串"，"禁"为祝由、禁忌，"截"是使病戛然而止。

走方医有三字诀：一曰贱，药物不取贵也；二曰验，以下咽即能去病；三曰便，能够就地取材。因此，"药有异性，不必医皆知之，而走医不可不知；脉有奇经，不必医尽知之，而走医不可不知。""病有常见之症，有罕见之症，走医皆习之。"尽管走方医多为国医所不称道，走方医秘籍大多又是口耳相传，但作为我国民间医学的传承体系，它不落文字，却也避免了儒医系统的歧义繁杂，有可能蕴藏着原始医学的简洁与直白。

"铃医"与"卖嘴郎中"

走方郎中，又称走方医、草泽医，指游走江湖的民间医生，亦称"铃医"。

走方郎中古代已有，宋元时盛行。旧时，北京等地民间常有卖药的江湖土郎中，一手持串铃摇动，一手持招牌，上写"路顺堂"及药名等。他们往往掌握几种民间疗法和秘方（包括草药、针灸、推拿及其他简易治疗方法）为人治病。也有些仅微通医术，略知药性，仗着口有佞才，看病时，目视其色、言善变化，捎带卖药。草泽医多无固定诊所，在民间流动行医，多用针灸、拔火罐和草药、单方、秘方为人治病。为吸引人们注意力，常持竹板敲打，并反复宣传，求人买药，所以江淮地区称他们为"卖嘴郎中"。

中医切脉趣闻

切脉是医生诊察疾病的重要手段，更是中医诊察疾病的重要手段，更是中医辨证的"拿手好戏"。历史上有关切脉的趣闻甚多，然而，切脉之术是谁人发明的呢？

相传，距今2400多年前的春秋战国时期，晋国上卿赵简子有一次病倒，昏迷不醒，众人皆认为他死去。请当时的名医扁鹊判断，扁鹊从赵简子的手腕部按及还有微弱的脉跳，断言未亡。经他精心调治一周，终使赵简子"起死回生"。

又一次，扁鹊路过虢国，见举国上下正忙于筹办驱魔祛邪的祭祀。询问之后方知原来是虢国太子已断气半日。扁鹊急上前察看，经摸脉搏、按体温，断定太子属假死，其奄奄一息之态其实是"尸厥"（相当于现代医学所说的休克）。当即与弟子用针刺、热熨之法抢救。待虢太子醒来后，再以汤药精心调治二旬告愈。故后人普遍认为扁鹊是发明切脉察病术之鼻祖，正如西汉史学家司马迁在《史记》里所言："至今天下言脉者，由扁鹊也。"

中医的切脉术可谓博大精深，且颇灵验。但把它吹捧得玄之又玄，则莫过于历史上宫廷医官为皇亲国戚的夫人千金们看病时的"牵线切脉"了。据传，清代慈禧太后有一次患顽疾，陈御医就是在既不能目睹其神色、又不敢探问其病情的状况下，隔着帷帐的红绿丝线上切脉，后小心翼翼地开了三帖药方。太后服后，果然药到病除，特赐予他"妙手回春"金匾一块。但牵线切脉毕竟属故弄玄虚之举，乃历代医官因受缚于封建礼教不得已而为之的骗技。据传，陈御医晚年隐居后才敢透露当年为"老佛爷"牵线切脉成功获重赏之事的内幕。当他获悉将召自己为慈禧看病的消息后，急忙变卖家产，重金贿赂太后身边的内侍、宫女，得知太后之病乃贪嗜螺肉所致食积顽症。牵线切脉时，他先强装镇定，后心中有数地开出消食健脾的处方，终使"老佛爷"药到病除，化险为夷。

我国古代名医纪念地

医圣祠　位于河南南阳市东关温凉河畔，为纪念东汉著名医学家张仲景而建。正院有山门、中殿、两庑，偏院有医圣井、医学桥、秦问亭等，大门内10米许为张仲景墓。

李时珍墓　坐落于湖北蕲春县蕲州镇东门外两湖之滨。20世纪50年代，墓冢得以重修，并增建了莲池、牌坊、拱桥、层台、药圃、六角亭、纪念碑及陈列馆等。

华佗庵　安徽亳州城内。此庵为后世纪念华佗所设，庵内塑有华佗像及华佗传世验方。

华佗墓　位于江苏徐州市彭城路的华祖庙侧。因华佗常来徐州行医，明永乐初年，徐州知州杨仲掘取华祖庙之土代衣冠冢，并深坑埋冢筑墓。

神农庙　位于陕西省宝鸡市渭河南岸峪家村。相传炎帝神农生于蒙峪，后人便在此修祠纪念。

药王山石刻　在陕西耀县城东。明隆庆六年，孙克兆将其所著的药书刻于五通碑石，置于山上，自此通称"药王山"。山上共有历代碑石100多块，中间绝大部分与唐代医学家孙思邈有关。

安国药王庙　位于河北省安国市南关。据安国市志载，药王姓邳名彤，精通医理，为东汉开国功臣。

刘守真庙　坐落于河北省保定市东南隅。此庙为纪念金代著名医学家刘守真（世称刘河间）所建。

中医与"三"

老子说："道生一，一生二，二生三，三生万物。"历代医家受古代学思想的影响，对"三"特别喜爱，在中医理论中，多处用"三"表示。现举例介绍如下。

三坟　传说中我国最古老的书籍，孔安国《尚书》云："伏羲、神农、黄帝之书谓之三坟，言大道也。"

三宝　"天有三宝日月星，地有三宝水火风，人有三宝精气神"。中医认为，精、气、神为人体三宝，是构成和育养人体的三大生命要素，三位一体，互相转化，缺一不可，存则俱存，亡则俱亡。

三焦　中医认为，人体是一个有机的整体，根据人体内在脏腑的生理功能和部位，将人体划为上、中、下三个层次，《医学正传》云："胸中肓膜之上，曰上焦；肓膜之下，脐之上，曰中焦；脐之下，曰下焦，总名为三焦。"同时，三焦亦为六腑之一，《类经》言其"藏腑之外，身体之内，包罗诸脏，一腔之大腑也"。尽管三焦在名实上历代医家争论纷繁，但在实际应用中仍不失其临床意义。

三因　古代三类病因的合称。《金匮要略》云："千般灾难，不越三条"，即六淫邪气所触为外因，五脏情志所伤为内因，饮食劳倦、跌扑金刃及虫兽所伤为不内外因。实际上，"三因"是对多种致病因素的总括。我国古代的"三生万物"，以三概多，既含蓄又恰当。

三阴三阳病　医圣张仲景在外感热病的辨证论治过程中，根据正气强弱及病邪进退的传变规律，把这一过程划分为"三阴病"与"三阳病"。张仲景在阴阳病中又三分阴阳，说明疾病的可变性与传化转归，为治疗外感热病开了先河。

另外，尚有手足经络中的三阴三阳、脉诊中的上中下三部和寸关尺三部、观察小儿指纹的风气命三关、药物中的上中下三品、医学三字经等，这些充分说明"三"在中医学中的广泛应用。

中医中的十个数字

一枕　中医诊病切脉时所用的脉枕。

二气　中医阴阳学说中的阴阳二气。

三物　中药来源主要是植物、矿物和动物。

四气　中药的药性是寒、热、温、凉。

四诊　中医诊病的方法是望、闻、问、切。

五味　中药的味道是酸、苦、辛、甘、咸。

五脏　指心、肝、脾、肺、肾。

六腑　指胆、胃、小肠、大肠、膀胱、三焦。

六淫　风、寒、暑、湿、燥、火，常指自然界四季气候的正常变化，称为六气；如超越正常限度，即成为外感病的致病因素，则称为六淫。

七情　为喜、怒、忧、思、悲、恐、惊。

八法　为中医治病的基本方法，包括汗、吐、泻、和、温、清、消、补。

九痛　中医将疼痛的感觉，分为胀痛、坠痛、刺痛、绞痛、灼痛、冷痛、跳痛、空痛和隐痛9种。

十问　一问寒热二问汗，三问头身四问便（指大、小便），五问饮食六问胸，七聋八渴俱当辨，九问旧病十问因；妇女尤须问经期，天花麻疹问孩童。

我国的医药之最

最早的医学行政、分科　西周时期，就有了医学行政和医学分科，医官称为医师、上士、下士，主管医政。下设府、史徒，分管医政管理，收聚药物。医学分为食医（卫生）、疾医（内科）、疡医（外科）、兽医等科。

最早病因学　公元前541年，秦国医生医和提出"阴阳风雨晦明"六气致病理论，是中国病因学的开端。

最早建病史医案　西汉名医淳于意所写的25例医案是最早的病史。最早的格式完整的病案则是明代韩懋于公元1522年写的《韩氏医通》。

最早实行医学解剖　西汉王莽时，太医院医生解剖了被处死者的尸体。这是我国最早进行的尸体解剖。

最早用软膏治皮肤病　第一部外科专著是南北朝刘涓子等于公元483年写的《鬼遗方》，用水银软膏治疗皮肤病，比国外早600年。

最早"五官科学"　唐代孙思邈首创五官科学，在《千金方》中，分设眼、耳、鼻、喉、口、齿、唇等病，名为"七窍病"。

最早《药典》　公元659年，唐代朝廷颁行《新修本草》，此书共54卷，对唐以前的药物学成就进行了系统的归纳和总结。它是最早由国家制定的药典，比世界著名的《纽伦堡药典》早9个世纪。

最早医书机构　第一家校订、整理和刊印医药书籍的专业机构，是北宋朝廷于公元1057年设立的"校正医书局"，对宋代以前医书的保存和流传起了重要作用。

最早的医学著作　1973年湖南长沙马王堆三号汉墓中出土的帛书《五十二病方》，是我国最早的医学著作。该书约著于春秋战国时期，书中记载52种疾病的治疗方法，现能辨认的约有280个医方。

最早的药物学专著　1977年在安徽阜阳残存的汉简中发现的《方物》，是我国目前最早的药物学专著。该书约在春秋战国时期编纂而成，它比《神农本草经》还早400多年。

最早的老年病学专著　宋氏陈直所编撰的《养老奉亲书》是我国现存最早的老年病学专著。该书记述了老年人的防病理论和方法，提出四时摄养的措施，以及一些老年疾病的食物疗法。

最早的医疗体操　我国最早的医疗体操是"五禽戏"，是东汉名医华佗模仿各种动物的动作编创而成，用以活动筋骨、疏通气血、增强体质。

最早的食疗专著　我国最早的食疗专著是唐代孟诜撰、张鼎增补的《食疗本草》。该书共分三卷，据宋·掌禹锡考证，该书共收集食药227条。

我国妇科之最

我国最早的妇产科专著　唐代大中初年昝殷所著《产宝》（后由周迁增辑为《经效产宝》三卷）一书，为我国现存最早的妇产科专著。此书原已散佚，后在日本发现得以重新刊印。

我国最早的妇科医生　据《史记·扁鹊仓公列传》记载："扁鹊名闻天下，过邯郸，闻贵妇人，即为带下医（'带下'泛指妇科疾病）。"可知，战国时期的名医扁鹊，是我国最早被称为妇科医生的人。

我国最早提出"人工流产"的医生　古代著名医家巢元方（公元550—630年）在其所著《诸病源候论》中详细阐述了人工流产的适应证：妇人怀孕以后，如果瘦弱或有疾病，即不能养胎，而且对孕妇的身体有害，可以考虑将胎儿去掉。

我国最早用于妇科疾病治疗的方剂　在2000多年前的古医籍《素问·腹中论》中，记载有一首名叫"四乌鱼鲗骨——芦茹丸"的方剂，方中用乌鱼鲗骨（即乌贼骨）四份，芦茹（即茜草）一份，共研细末为丸，主治妇女气血亏虚而致的血枯经闭之症。据有关专家考证，该方是我国最早用于妇科疾病治疗的方剂。

中医古籍的"世界第一"

东汉的《伤寒杂病论》，是世界上第一部经验总结性的临床医学专著。

魏晋时期的《脉经》，是世界上第一部脉学专著。

西晋的《针灸甲乙经》，是世界上第一部针灸学专著。

南北朝时期的《雷公炮炙论》，是世界上第一部制药学专著。

唐代的《新修本草》，是世界上第一部由国家颁发的药典。

宋代的《太平惠民和剂局方》，是世界上第一部由政府组织编制的药局方。

宋代的《小儿药证直诀》，是世界上第一部以原本形式保存下来的儿科学专著。

南宋的《洗冤集录》，是世界上第一部法医学专著。

元代的《敖氏伤寒金镜录》，是世界上第一部舌诊专著。

我国古代医院

据汉书记载，公元6年左右，黄河一带瘟疫流行。汉平帝刘衍下令在地方建造房屋，内置各种药品，并配置医生，这也许是我国第一批公立的临时医院。到了隋唐时代，具有一定收容能力、并有相应管理制度的医院已初步形成。如在唐武宗年间，丞相李德裕就曾倡导成立"病坊"。

到了宋代，医院门类日渐齐全，如出现较早的"福田院"，以佛家世间有"三佛（福）田"之说而取名，是用来收养老、瘫、乞丐的官办慈善医院。北宋末年，各地陆续设立了为贫困病人治疗的"安济坊"，它们都带有救济色彩。南宋时，不少地方设置了供四方宾旅患者疗养的"养济院"。

元代至元七年（公元 1270 年）在北京设立的"广惠司"是我国最早的西医院。由于元代版图扩大至欧亚两洲的大部分土地，外国人居北京者增多，所以在北京设西医院以应需要。当时"广惠司"请阿拉伯医生治病。1292 年，元代在北京和多伦（内蒙古多伦县）各开设药物院，专卖西药。

明、清两代出现的"太医院"，设院使、院判、御医吏目、医士、医员等职别，其作用主要为皇室服务。至于下属的医院仍通称"病坊"。值得注意的是，清代的医院开始出现了乳母、女使等职称，其作用可能相似于现代医院的护士了。

我国古代医院的分类

医疗性慈善类 春秋初期齐国政治家管仲在都城临淄创建了慈善性医院，收容各种残疾人集中医疗。此后，历代相传，隋代称"悲田坊"，唐武宗时改名为"养病坊"，宋、元、明、清各朝代，又有公立的和私立的福田院、安乐坊、慈幼局、养济院等。

传染病隔离类 最早出现于西汉。公元 2 年黄河一带旱灾，瘟疫流行，汉平帝颁令在灾区设立"时疫医院"。隋唐时始设麻风医院。

寺院医疗类 从西晋、南北朝到隋唐时期，印度医学随佛教传入我国，不少教徒以医传佛，患者常去求治，遂形成寺院医院。

宫廷医疗类 自秦汉始就设有宫廷医院，如太医署等，集中一些医师随时奉诏进宫为皇室贵族和封建官僚治病。

军事医疗类 东汉延熹五年，皇甫规成立了类似军医院的"庵卢"。《后汉书》载："规因发其骑共讨陇西，军中大疫，死者十之三四，规亲入庵卢，巡视将士。"元代以后改名为"安乐堂"。

资助医院类 南宋理宗宝祐年间，刘震孙在广东建立了第一家资助医院"寿安院"。"诊必工，药必良"，患者若死了，予以安葬，治好了则资助回家。

西医类 元代在北京设立的"广惠司"是我国最早的西医院。

清代的御医与御药房

成为御医至少需时十年 清太医院官阶为：医生→医员→医士→吏目→御医→右院判→左院判→院使。清代的医学教育，设教习来培养医官人才，由御医、吏目中选品学兼优者来担任。而学生通常要经一定级别的官员推荐，并由医官作保，由首领官面试，合格者方可入学，称之为医生。清代设御医10人，这些御医在进宫之前需在太医院供职6年，有了一定的理论基础与实践，并经过3或5年一试、二试、三试合格者，才有资格入选，否则宁缺不补。另外，清宫御医有些是各省官员举荐之名医。因此要成为一个御医，至少也要花上10年的时间。

御药房 顺治十年，皇帝设立宫廷药房"御药房"，隶属于内务府，负责药品的采买、制作及储备。同时太医院派来的御医还要在这里进行值班，叫作侍直，分为宫直和外直。"宫直"由院使、院判、御医、吏目分班侍直，他们主要是为帝后嫔妃们诊病。"外直"也叫"六直"，由御医、吏目、医士分班侍直，六直即在宁寿宫、慈宁宫、乾清宫、钟粹宫、寿康宫、寿安宫六处待命，给宫内太监、嬷嬷等杂差看病。在御药房之下，又设外药房和内药房。外药房是各宫太监及管事取药之地。内药房则专给皇帝、后妃等取药。同治时期，宫廷还设寿药房。寿药房由太监管理，另设大师傅1名，设置药生数名，负责煎药和制作药品。

皇帝、后妃如有病，御医赴各宫看病，称之为"请脉"。由御药房专职带领前往，诊视皇帝时，先行君臣之礼，然后由第一位御医跪诊左手，第二位跪诊右手，之后再互换。然后要叩问皇帝身体感觉。诊完，要和内臣一起去合药、取药，将药贴联名封记，并详细记录该方药性及治疗之法，最后还要在年、月、日下签名，以备查考。

我国最早的医疗制度

周代的医疗机构，设有医师、上士、下士、府（管药库）、史（管记录）、徒若干人。下面又分食医（管饮食卫库）、疾医（内科）、疡医（外科）、兽医四种。医师总管医药行政，并在年终对医生进行考核："岁冬则稽其事，以制其食。"就是说，医生每年都要通过年终考核增减俸禄。

当时的患者已经分科治疗，而且建立病历。"死终则各书其所以，而入于医师"是规定在死者病历上要写明死因，然后送交医师存档，以便总结医疗经验，提高医疗技术。

我国最早的病历

西汉临淄（今山东淄博）人淳于意，因曾任齐国的太仓长，人称仓公。

齐文王患肥胖病，气喘、头痛、目不明、懒于行动。淳于意听说后，认为文王形气俱实，应当调节饮食，运动筋骨肌肉，开阔情怀，疏通血脉，以泻有余。可是有一庸医施以灸法，使文王病情加重致死。于是仓公遭王公贵族诬陷，被传到长安受刑。

淳于意小女儿坚持随父进京，并上书朝廷，申述父亲无罪，并愿意为奴以换取父亲的自由。经汉文帝诏问，遂使淳于意被赦免而回故里。淳于意在应诏回答汉文帝询问时叙述了自己学医、行医的经过，业务专长、师承、诊疗效果、病例等，史称："诊籍"（即诊病的簿记），共计 25 个病案。他所答诏的病案格式一般均涉及病人的姓名、年龄、性别、职业、病状、病名、诊断、病因、治疗、疗效、预后等，这就是最早的病历，从中反映了淳于意的医疗学术思想与医案记录上的创造性贡献。

中药的起源

中药和整个医药体系一样，也是随着生产的逐步发展而产生的。我国古代的许多典籍中都有"神农尝百草"的传说。《淮南子》载："神农尝百草之滋味，水泉之甘苦，令民知所避就，一日而遇七十毒，"说明了先民的生产实践中创造医药的过程。对于"神农"，不能把他看作一个具体的人，而应把他当作原始社会农业经济时期劳动人民的代表。

大约五六十万年以前，我们的祖先中国猿人（蓝田猿人→北京猿人→山顶洞人），已经生活在这片土地上。当时的原始人通过漫长岁月地反复实践，已经能够制造简单的工具。他们把石头砸成各种粗糙的石器，并已经知道运用火，历史上称为"旧石器时代"。这时的生产方式以采集植物和猎取动物为主，属采集、渔猎经济时期。经过几十万年的历史发展，到了大约距今一万年以前，出现了磨制石器和陶器，才进入"新石器时代"。这时，农业与畜牧业比较发达，即传说中的神农氏时代。

原始人在最初的生产活动中，在饥不择食的情况下，自然难免会误食一些有毒或有剧烈生理效应的动、植物，以致引起呕吐、腹泻、昏迷甚至死亡。经过无数次地反复试验，就形成对某些动、植物可食，某些不能食的认识。接着慢慢地，他们又发现如果人有了某种病痛，吃了一些原属不能食的有害动、植物后，反而可以解除疾苦。例如，原来便秘腹胀的人，吃了可能令人昏迷的某种植物后，反而能够解决便秘而不会中毒。于是，他们便对这些动、植物获得新的认识，即它们可以用来治病，这便是药物了。这两种认识经过无数次反复地实践，逐渐从口耳相传到结绳契刻，最后到文字记载，这样逐渐形成中药的知识。

据以上观点，可以这样认为：自从有人类开始，原始人便在生产的同时开始了医疗活动，并逐步形成药物的知识。所以中药的萌发早已同原始人的生产劳动联系在一起。

中药一词的由来

我国医药学具有悠久的历史，但在现存的 400 多种传统医药典籍中，却没有"中药"一词，而只有"本草"或"药"，那么，"中药"一词是何时才开始出现的呢？这要从西药输入我国谈起。

西方近代医学从明末清初开始传入我国。尤其是鸦片战争后，西药开始流入我国。传统医药和西药一样，都是取材于动、植、矿三界天然物质。不过，传统医药在制法上落后一步，以至于停留在生药阶段，很少改进，因而在某些方面逊色于西药。正因如此，为了振兴祖国医药，许多有志之士远离祖国，漂洋过海，学习西医药。这些人回国后，西医药对我国的影响就日渐增大。与此同时，我国开始自办西医教育，在同文馆中设立医学科，辛亥革命后，西医学教育逐渐推广，北京、天津、沈阳、杭州、上海等城市都设立了西医专门学校。1840 年以后，西医药学书籍从合信编译的《全体新论》开始，相继出现 20 余种。西药厂在我国的出现，是从 1853 年上海老德记药房开始的，据不完全统计，自鸦片战争至 1905 年，全国西医院有 160 余处，私人西医诊所 240 余所。

由于西医药的影响日益扩大，而传统医药学停滞不前，到 20 世纪 20 年代，在一些大城市已形成中西药相互鼎立和相互并存的局面。人们为了同传入的西医、西药相区别，将我国传统医药分别称之为中医或汉医、中药或汉药。正是由于西药的传入，才出现了与之相应的"中药"一词。

我国最早的药匠

早在汉代，江宁就有"药匠"开始卖药了。宋代《景定建康志》记述："汉，李南……卖药自给，寿八十五。"李南便是见于史载最早以卖药为主的"药匠"。

清同治《上江两县志》称："龙都之民善卖药。"江宁"药匠"最多，分布最广，名扬大江上下，盖源于湖熟——龙都一带。据查证龙都乡宠家桥、刘家汾前村，有 50% 以上的人家开药店。他们上祖传下代，亲戚带朋友，同乡带同乡，外出做药工，溯江西上至芜湖、九江、汉口，顺流而下到镇江、苏州、上海，从城市到县镇，都有江宁"药匠"从事药业。《景定建康志》记载，南宋时江宁府就官办药局 3 个，下属中药铺 11 家。元、明、清历代沿袭，并有所发展。被誉为全国四大药店中的汉口叶开泰、芜湖的张恒春等中药店，都是江宁上元人在明、清时期创建的。据不完全统计，明、清时期六合县的中药店（铺）有 50% 以上是江宁龙都人所开办的。1931 年 3 月 20 日《南京市国药业同业会第一届当选委员名册》中记载，南京市国药业同业会共有委员 16 人，其中 13 名是江宁人；在 103 家"药铺"和 370 名"药匠"中，江宁"药铺"和"药匠"分别占总数的 67.96%、65.68%。据调查，南京市药材 20 世纪 60 年代以前的老药工有 80% 以上是江宁"药匠"。江宁"药匠"经过 1000 多年的实践与发展，创造的"槟榔一百零八片，附片吹上天"的独特加工工艺，至今在中药饮片加工技术上仍广为流传。

中药龙骨与甲骨文

中华民族是崇尚龙的民族。中药中与"龙"字有关的有龙骨、地龙、龙眼肉等。甲骨文的发现即与中药龙骨有关。

甲骨文是甲文和骨文的简称。甲文多刻在龟的腹甲上，少数刻在龟的背甲上；骨文主要刻在牛胛骨和鹿头骨上——二者合称龟甲兽骨文字。甲骨文反映了商代的历史，这种文字埋藏在地下 3000 多年，直到 19 世纪末才在一次偶然的机会中发现。

那是在清朝末年，有一位名叫王懿荣的人是一位金石学家，他同时也爱好考古。当时他担任国子监祭酒（古之国子监相当于国立大学，祭酒的职位与校长相当）。1899 年的一天王懿荣患疟疾，就叫他的学生赵军去抓药。赵军来到离国子监最近的大药铺，里面要等两个小时才能配抓，就转身出了药铺，步行三里多路，来到路西一家小药铺，抓齐了药，很快返回国子监。

王懿荣是个细心的人，煎药前他打开中药包对着药方一味味查看，蓦然发现其中一块已经打碎的"龙骨"片有些花纹，他认为这是古代人有意刻画上去的，应当是一种文字符号即古篆文，就问赵军："你在什么地方抓的药？"赵军忙回答："我在离国子监三里外的小药铺抓的，处方与中药不对？"王懿荣见赵军领会错了，又说："药没有抓错，你过来看看，这中药龙骨上有古文字。"赵军过去一看，龙骨上果然有古文字，高兴地说："先生，可是个重大发现！""是，是！"二人都欢快地笑了。王懿荣接着又说："咱们快去那个中药铺看看还有没有带字的龙骨。"

他们步行来到那家中药铺，抓药的伙计见顾客来了忙迎上去。赵军说："我们要再买些龙骨。"抓药伙计问："要多少？我们这里多着呢！"抓药伙计在盛龙骨的药斗抓了一大把，王懿荣看了看，里边竟有30多块带字的，心中十分高兴，说："你们药铺的龙骨，我们全买了。"伙计不敢怠慢，忙进药库把所有的龙骨装了一口袋，卖给了他们。后来，王懿荣又到处打听这种龙骨的来历，最终他得知是从河南安阳西北五里地的小屯村农民那里买来的，而此处原来是商代国都所在地。

龙骨由此而成为发现甲骨文的重要契机，甲骨文从此才开始被世人所重视。到目前为止，在近20万片甲骨中，可认识的字总共约1500字，其中记载疾病的甲骨323片，共415辞，有疾病名称20余种。

我国官办药店的由来

中医史上第一家官办的药店诞生于宋神宗熙宁九年（公元1076年），是大名鼎鼎的改革家王安石批准创建的。当时，王安石基于变法派内部分裂，爱子王雱英年早逝，尤其是自己久病缠身，决定辞职而归隐山林。临别政坛，他命人在首都开封创设一家"太医局熟药所"，也叫"买药所"，可以说，它就是现代中药店的前身。

在王安石变法期间，各地曾多次发生自然灾害。他虽然表示"天变不足畏"，但看到那么多病人痛苦的样子，常常深感不安。尤其是当他得知病者缺医少药，有些人又乘机制造和贩卖假药时，更是百感交集。这时，有人提出建议：应成立一个专门机构，一方面研制一定规格的各种剂型成药，如丸、散、膏、丹，由国家专利出售，不许个人或其他部门私自制作；一方面在水旱疫疠之灾时，给百姓发放药剂。王安石听罢大喜，当即采纳了意见，并组织专门人员落实。

"太医局熟药所"成立后，大大方便了病人，也为政府赢得了丰厚的利润，受到了朝野的一致赞许。所以，王安石变法虽然以失败告终，但"熟药所"的"生意"却一直保持着良好的发展势头。到宋徽宗崇宁二年（公元1103年），药所已增开到七所。几年后，五所"熟药所"更名为"医药惠民局"，两所"修合药所"更名为"医药和剂局"。与此同时，类似的药局犹如雨后春笋，迅速出现在全国各地。

宋代"官药局"的组织机构是相当完整的，设有专门人员来监督成药的制造和出售，由专人管理药材的收购及检验，以保证药品的质量。此外，还有人专门从事药物炮制配伍的研究工作。

当时的药局内还建立了很多制度，如规定夜间要轮流值班，遇到急病不立即卖药材要给予"杖一百"的处罚，对陈损旧药要及时毁弃等。

宋代"官药局"的设立对我国中成药的发展起到了很大的推动作用。它所创制的许多有名中成药，诸如苏合香丸、紫雪丹、至宝丹等，经过700多年的医疗实践检验，迄今仍具有良好的治疗效果。

中药店称"堂"的由来

古代的药店都称"堂"，如北京的"同仁堂"、长沙的"九芝堂"、杭州的"胡庆余堂"等。这些称谓由何而来的呢？

被中医学界尊为"医圣"的张仲景在汉献帝建安中期被调任长沙太守。

当时长沙瘟疫流行，凡染病者难逃一死。张仲景非常痛心，因求医者众多，他干脆就在府衙大堂上接诊病人，并自称是"坐堂郎中"，以表示他藐视功名，为民治病的决心。后来，许多民间医生为了学习他的高尚品德，就沿用这个名称，将自己的药店称为"××堂"，药店中的医生也称为"坐堂医"。

中药店门前挂葫芦的由来

有些中药店的门前都挂有一只药葫芦，许多人不知其意。相传，汉代的某年夏天，河南一带闹瘟疫，死人无数。一天，有位神奇的老人来到此地，在一条巷子里开了间小小的药店，门前挂了只葫芦，里面盛了些药丸，专治这种瘟疫。凡来求医者，老人就赐药1粒，治好了很多人。后来，医家就以药葫芦作为中药店的标志，以示有中药出售，药效颇佳。

鹿血药用史话

清朝第九代皇帝咸丰，自幼体弱多病，素有咯血的痼疾。幸得御医指点迷津，说鹿血可治此病，于是在宫中养鹿一百多头，随用随取，极为便利。也因此，鹿血成了他须臾不曾离开的救命良药。1860年，英法联军攻入北京，咸丰又怕又惊，偕慈禧、肃顺等一班人马，连夜逃离京城，赶到承德避祸。虽国难当头，但咸丰依旧终日纵情于声色之中，以致咯血突发，好似泉涌。当下，咸丰令立取鹿血急救。岂料身边无鹿，且鹿血在仓促之中也难以立即得到。不久，他便气绝身亡了，时年仅31岁。

鹿血为鹿科动物梅花或马鹿的血。鹿因体态健美，通达人性，能辨别牧草之良莠，故有仙兽之美誉。野生者常栖于高山、森林、草原，我国东北、华北、西北、西南等地都有它们的踪迹。

中草药的命名

中草药的命名取材于世间万物，其特点是形神兼备，文字精练，趣味多多。

以数字命名　一炷香、二叶舞鹤草、三七、四时青、五味子、六月雪、七里香、八角茴香、九香虫、十大功劳、百合、千金子、万丈深。

以四季命名　春不见、夏天无、秋海棠、冬青子。

以五味命名　甘草、酸水草、苦丁茶、辛夷、咸虾花。

以方位命名　东菊、南瓜叶、西洋参、北洋参。

以阴阳命名　阴香皮、阳桃叶。

以五行命名　金银花、木蝴蝶、水牛角、火炭母、土鳖虫。

以药物功能命名　调经草、益智仁、散血草、疗毒草、止泻木皮、扭筋草。

以人体命名　筋骨草、骨碎补、皮硝、毛知母、血竭、肉桂、乳香。

以时间命名　月季花、千日红、夜交藤、白矾、晚蚕沙。

以气象命名　风茄子、雪里蕻、雷公藤、雨伞草、水银、冰片、云木香。

以地貌命名　地肤子、山豆根、石斛、河白草、海金沙、洋金花、泽泻。

以兵器命名　刀豆子、金枪草、剑花、巴戟天、仙茅、刺五加、枪刀菜根。

以趋向命名　升麻、降香、浮小麦、沉香。

以色命名　红花、丹参、赤芍、朱砂、大黄、黄芩、黄柏、白芷、白及、白术、青皮、青蒿、赭石。

以形命名　如人参因根部像人的形状而得名；牛膝因其茎节膨大如牛的膝关节而得名。

以产地命名　川椒、川芎、川贝母、川大黄、杭菊花、广陈皮、云茯苓、云木香、辽细辛、怀山药、藏红花。

以人名命名　一部分中药以发现者或最初使用者的姓名作为药名，如刘寄奴、杜仲、徐长卿、使君子、何首乌。

以译音命名　有的药是从外国进口的，因此常用译音，如曼陀罗、荜茇。

以入药部位命名　如金银花、菊花、淡竹叶、紫苏叶、冬桑叶、葛根、车前子、牛蒡子、地骨皮、桑枝、桂枝、牡丹皮、虎骨、蝉蜕、蛇蜕、鳖甲、鹿茸、熊胆。

以动物命名　如猪苓、马蹄莲、牛尾蕨、羊肝菜、鸡血藤、鸭跖草、鹅不食草、猫爪草、虎杖、狼毒、蛇床子、骆驼刺、飞燕草、金鸡菊。

中药取名趣味多

冬虫夏草　为麦角菌科真菌冬虫夏草菌寄生在蝙蝠蛾科昆虫幼虫上的子座和幼虫尸体的干燥复合体。《本草从新》释名曰："冬在土中，身活如老蚕，有毛能动。至夏则毛虫出土上，连身俱化为草。"所谓冬为虫、夏为草，故名。

马兜铃　本品为马兜铃科植物北马兜铃或马兜铃的干燥成熟果实。其叶落藤老，果实悬垂，状如马项之铃，故称马兜铃。

威灵仙　本品为毛茛科植物威灵仙、棉团铁线莲或东北铁线莲的根及根茎。李时珍释名曰："威，言其性猛也。灵仙，言其功神也。"

虎杖　本品为蓼科植物虎杖的根茎及根，茎直有节，节上散生紫红色斑点，状如虎皮上斑纹，故名。

木通　本品为木通科植物木通、三叶木通或白木通的木质藤茎。因其干燥后藤茎断面有细孔洞状导管，两头皆通，故名。

夏天无　本品为罂粟科植物伏生紫堇的块茎，入夏后枝叶茎等地上部分枯凋不见，故名。

菟丝子　本品为旋花科植物南方菟丝子或菟丝子的成熟种子。又名吐丝，因种子入沸水浸泡开裂后，可见白色卷旋状和胚伸出种皮外，状如叶丝，故名。

三七 本品为五加科植物三七的干燥根和根茎。植物掌状复叶轮生，由三至七叶组成，故名。

当归 本品为伞形科植物当归的根。功在行血兼补血，可使气血当有所归，故名。

山药 打仗兵败的士兵在山里饿急了吃的一种植物的根茎，后来转败为胜，把它命名为山遇，后来发现它更多的药用价值，才改为山药。

吴茱萸 春秋时期叫吴萸，因产于吴国，后进贡楚国，经过一个姓朱的大夫栽种移植治疗好许多人的疾病，为纪念他就改为吴朱萸，因为是植物，后人就把朱上面加上一个草字头。

茵陈 华佗在治病的过程中，从老百姓处得知青蒿可以治疗黄痨病，可是经过他实验只有春天三月的青蒿才有药用价值，所以把可以入药的幼嫩青蒿取名为茵陈。

紫苏 吃了此药确实觉得舒服，又是紫色，因此就叫紫舒，后演变为紫苏。

何首乌 传说古人何首乌，系顺州南河县人，祖上发现一药，原名产藤，服用延年，头发乌黑，后朋友窃方服之，效果明显，更其名为何首乌。

仙茅 是西域婆罗门僧给唐玄宗的秘方，至今江南仍呼为婆罗门参。言其功补如人参。

太子参 源于在朱元璋的太子墓地发现挖掘的，所以命名为太子参。

似是而非的中药名

谓子不是子 瓦楞子，实为毛蚶、泥蚶或魁蚶的贝壳；没食子，实为没食子蜂寄生在没食子树上的虫瘿；天葵子，实是毛茛科植物天葵的块根；而白药子也为植物块根。以上这些"子"并不是一般意义上的种子类药材。

谓草不是草 凤眼草，实为臭椿的果实；而灯心草、通草则是以该植物的茎髓入药。

谓砂不是砂 夜明砂、望月砂分别是蝙蝠、野兔的粪粒，与矿物砂大相径庭。

谓石不是石　鱼脑石，为大黄鱼头盖骨内的耳石；咸秋石，不过是食盐的复制品；淡秋石则是石膏在尿中久浸后的表面凝结物；而穿破石，是一种植物的根。

谓肾不是肾　海狗肾、黄狗肾、鹿肾，实为海狗、狗、鹿的性器官；而菜头肾只是植物的根；荔枝肾，是一种草本植物，与动物肾脏风马牛不相及。

与十二生肖有关的中药

子（鼠）鼠妇虫　又名鼠姑。鼠妇一作鼠负，盖言鼠多在坎中，背则负之，故名。具有破血瘀、消瘕、利尿功效。

丑（牛）牛膝　为苋科多年生草本植物，其苦、甘、酸，平，无毒。具有强壮腰肾、舒筋活血之功效，治脚膝软弱无力。

寅（虎）虎杖　为蓼科多年生宿根草本植物，药用其根及根茎。具有利湿退黄、清热解毒之功效。

卯（兔）菟丝子　为旋花科一年生蔓生草本植物，药用其子。其性平，味辛甘无毒，为滋补性强壮药。主治肾虚腰痛，有固精缩尿之功效。

辰（龙）龙骨　古代哺乳动物的骨骼埋存于土中的化石。具有镇惊安神、敛汗固精、止血涩肠、生肌之功效，对自汗盗汗、吐血便血、泻痢脱肛、溃疡久不收口有较好疗效。

巳（蛇）蛇床子　为伞形科多年生草本植物，药用其子。外用作妇科阴道炎洗涤剂，对妇女阴道滴虫和外阴瘙痒有效。

午（马）马勃　为灰包科真菌脱皮马勃、大马勃或紫色马勃的干燥子实体，辛平无毒。为收敛性消炎止咳药，用于治疗喉头炎、扁桃腺炎、咳嗽失音等症。又为止血药，治吐血、咯血，外用治刀伤出血等。

未（羊）羊踯躅　又名闹阳花、羊不食草。为杜鹃科落叶灌木，其花、果供药用。花辛温有大毒，具有祛风寒除湿、镇痛的作用，治跌打损伤。

申（猴）猴枣　为灵长目动物猿猴胆囊结石。形状如枣，主产于南洋群岛、马来西亚和印度等地，我国药用多为进口。其性微咸带苦，为名贵的清凉镇惊化痰药。适用于小儿急性热病、惊痫、痰喘、突发性惊厥、痰热咳嗽等症。

酉（鸡）鸡血藤 为豆科多年生蔓生藤本植物，为强壮性补血药。适用于贫血性神经麻痹症，如肢体及腰体及腰膝酸痛、月经不调或闭经，并有活血镇痛之功效。

戌（狗）狗脊 又名金毛狗脊，为蕨科多年生草本植物。味苦性温无毒，具有祛风湿、补肝肾、强腰膝的功效。

亥（猪）猪苓 为真菌纲多孔菌科的一种寄生性植物。本品深埋土中，地面无苗叶，不易发现。其性味甘平无毒，为利尿药，并能行水利湿、消肿止泻。

中成药命名拾趣

按药物组成命名 由单味中药材制成的中成药，往往以中药名直接命名，如金钱草颗粒剂、人参精；以组方中一种主要中药命名，如板蓝根颗粒剂、丹参片；或以组方中两种主要中药组合命名，如香连丸。

按治疗功效命名 如治疗黄疸型传染性肝炎的肝炎合剂；治疗声音嘶哑的清音片；杀灭肠道寄生虫的化虫丸。

按方剂的主药功效命名 如以当归为主药，功效滋阴养血的当归养血膏；以朱砂、黄连为主药，能镇心安神、清热养血的朱砂安神丸；以及用龙胆草为主要药物的龙胆泻肝片。

按方剂来源或产地命名 如源自《金匮要略》的肾气丸名叫金匮肾气丸。

按服用方法命名 如伤科中成药七厘散，每次服用七厘，故名七厘散；再如清热祛暑的十滴水，因为每次服用十滴而叫十滴水。

按方剂组成数量命名 如六神丸由六种中药制成；类似的方剂还有八珍糕、十全大补丸。再如方剂中用滑石六分、甘草一分，名曰六一散。

按成药的外观、色泽命名 如如意金黄散、红灵丹、生肌玉红膏、紫雪丹和黑锡丹。

接中医术语命名 如因心肾不交而导致失眠、心悸不安，治用交泰丸；再如泻白散能清热、泻肺火，因肺色白属金，故名。

按传说或典故命名 如天一散，因"天一生水"命名；如含蓄地把小便比作泉水，治疗尿频及遗尿的成药名为缩泉丸；另有史国公药酒、都梁丸等。

因历史传说得名的中药方

中药方剂的命名历代多以其药物组成、功能及主治病、脉、证等统括，也有一部分是因历史传说而得名。

七宝美髯丹 由何首乌、茯苓、牛膝、当归、枸杞子、菟丝子、补骨脂组成的七宝美髯丹，功能滋补肝肾、乌发壮骨。相传为唐李翱方，后用以进献皇帝，从此广为流传。中医认为，须发为血之余、肾之华。而肾主藏精，肝主藏血，精血足则体健身轻，须发乌黑。方名"七宝"，指方中所用七味药能补益肝肾，功效如宏。"美髯"则指须发乌黑而润泽。喻指服此方后，可使发乌髯美。

青娥丸 古今通用的补肾良方青娥丸，方由胡桃肉、补骨脂、杜仲、大蒜组成，首载于宋代的《和剂局方》。郑姻在唐元和七年，以五旬之身，奉朝廷之命出任岭南节度使。郑姻由于年高体弱，加之岭南气候潮湿，任职不久即因湿邪致病，身体日衰，经多方治疗不见好转。这时，一位来自诃陵国（今印尼爪哇或苏门答腊）的船主李摩诃前来探望，并向郑姻献方。郑姻服用七八日后，病情开始减轻，于是坚持服药，最后获愈。三年后，郑姻归京，将此方广为传人，经多人服用，发现功效卓著，不仅对腰痛等有良效，而且常服还有强健体魄、乌须发、轻身耐老之功。对此，后人有诗称赞："三年持节向南隅，人信方知药力殊，夺得春光来在手，青娥休笑白髭须"，青娥之方名由此传世。

被迫"改名换姓"的中药

避讳是中国历史上一种特殊的文化现象，在古代为了避讳帝王的一些忌讳，就连一些中药也是难逃"劫难"。下面这些中药就是为了避讳某位君主而被迫"改名换姓"的。

山药是一味补脾益肾的佳品。在历史上经历了两次改名换性。山药入药始见于《神农本草经》，其名为"薯蓣"。到了唐代，为了避讳唐代宗（李豫）之讳（因"蓣"与"豫"同音），改名为"薯药"。到了宋代，又为了避讳宋英宗（赵曙）之讳（因"薯"与"曙"同音）而改为"山药"，并一直沿用至今。

玄参具有滋阴降火的作用，其入药始见于《神农本草经》。玄者，黑也，故有"黑玄参"之名。到了清代，因避讳康熙皇帝之名玄烨，改"玄"为"元"。"元参"之名便由此而得。

玄明粉是从中药芒硝中提炼所得，又被称为"风化硝"。在清代，遭受了与玄参相同的命运，因避讳康熙皇帝（玄烨）之讳，改"玄"为"元"，故得名"元明粉"。

延胡索常常用来治疗胃脘痛，在历史上也经历了数次的"改名换姓"。早在南北朝时期该药已开始入药，名为"玄胡"，唐代始有"玄胡索"之名（见于陈藏器的《本草拾遗》）。元代名医王好古曰："本名玄胡索，避宋真宗讳，改玄为延也。"该药因此而得名"延胡索"。明代贾所学在《药品化义》中称其为"元胡索"，现常简称为"元胡"。

中药材之乡

银耳 福建古田

菊花 安徽亳州

人参　吉林抚松

党参　山西平顺

当归　甘肃岷县

甘草　宁夏盐池

枸杞子　宁夏中宁

杜仲　湖南慈利

天麻　贵州赫章

灵芝　湖南临湘

麝香　四川阿坝

金银花　山东平邑

何首乌　广东德庆

罗汉果　广西永福

黄芪　山西恒山

茯苓　湖北罗田

半夏　安徽阜阳

白果　广西兴安

白芷　四川遂宁

麦冬　四川绵阳

泽泻　福建建瓯

黄连　四川黄水坝

阿胶　山东东阿县

锁阳　甘肃河西走廊

肉苁蓉　内蒙古额济纳旗

枳壳　江西省靖安县

知母　河北省蠡县

木瓜　安徽省宣城市

蜈蚣　浙江省岱山县

蟾蜍　江苏省启东市

银杏　河南省新县

良品集合

清热解毒良品——金银花

芳香化湿良品——藿香

利水渗湿良品——茯苓

芳香开窍良品——麝香

重镇安神良品——朱砂

平肝良品——羚羊角

补阴良品——女贞子

清热良品——石膏

泻火良品——黄连

行气良品——沉香

止痛良品——延胡索

止血良品——三七

补阳良品——鹿茸

生津良品——石斛

化痰良品——半夏

攻下良品——大黄

凉血良品——犀角

理气良品——枳实

利胆良品——郁金

活血良品——丹参

补气良品——人参

补血良品——当归

补脾良品——山药

消食良品——神曲

清痰良品——贝母

退黄良品——茵陈

祛风良品——独活

安神良品——酸枣仁

温里良品——附子

止咳良品——苦杏仁

发汗良品——麻黄

涌吐良品——藜芦

润下良品——郁李仁

驱虫良品——使君子

峻下良品——巴豆

收涩良品——罂粟壳

中药的"仁"

桃仁——活血祛瘀，润肠通便

砂仁——化湿开胃，温脾止泻

白蔻仁——温中止呕，化湿行气

苦杏仁——降气止咳平喘

甜杏仁——润肺止咳平喘

火麻仁——润肠通便

胡麻仁——滋补，润肠

郁李仁——下气利水，润肠通便

益智仁——暖肾精，温脾止泻，摄涎

胡桃仁（即核桃仁）——补肾，温肺，润肠

冬瓜仁——清热利尿，排脓

瓜蒌仁——润肺化痰，滑肠通便

酸枣仁——补肝宁心，安神，敛汗

柏子仁——养心安神，润肠通便

草果仁——燥湿温中

鸦胆子仁——清热解毒

使君子仁——消积杀虫

诃子仁——敛肺涩肠

白果仁——敛肺定喘，止带

莲子仁——生则养胃清心，熟则厚肠固肾

薏苡仁——健脾渗湿，解毒排脓，除痹

茺蔚子仁——活血调经

我国名花及其药用

冠军是"花中之魁"——梅花 性微酸无毒。能疏肝和中、化痰散结。用于治疗肝胃气痛、郁闷心烦、梅核气、瘰疬疮毒。

亚军是"花中之王"——牡丹 性平无毒。有活血调经之功。治疗月经不调、经行腹痛等。

季军是"花中隐士"——菊花 性甘、苦无毒。有散风清热、平肝明目，清热解毒之功。治风热感冒、头痛眩晕、目赤肿痛、眼目昏花、疮痈肿毒。

第四名是"花中君子"——兰花 性平无毒味辛。有调气和中、清肺除热、止咳、明目之功。治久咳、青盲内障、胸闷、腹泻等。

第五名是"花中皇后"——月季花 性甘温无毒。有活血调经、疏肝解郁之功。用于治疗气滞血瘀、月经不调、痛经、闭经、胸胁胀痛。

第六名是"花中西施"——杜鹃花 性甘温，味酸。有调经、和血、祛风湿之功。治妇女月经不调、闭经、鼻衄。

第七名是"花中珍品"——山茶花 性凉、甘苦、辛。有凉血、止血之功。治血淋、吐血、衄血、火灼伤。

第八名是"水中芙蓉"——荷花 苦甘无毒。有活血止血、祛湿消风之功。

话"马"药

马肉 性味甘酸、寒，具有"主热下气，长筋，强腰脊"的功效。马肉煮烂取汤外洗，可治疗豌豆疮毒、头疮、白秃等症。《日华子本草》载"马肉忌苍耳、生姜"。

马骨 骨灰研末香油调敷，治小儿耳疮、头疮。头骨烧灰配朱砂、龙脑等炼蜜为丸，内服治胆热多睡。

马齿 甘平，有小毒。主治疗疮、小儿惊痫、虫牙作痛等症。

马鬃 烧灰和香油调敷治疗疮毒、痈疽、疔疮，内服治带下、崩中下血不止。

马乳 具有清热止渴、养血润燥的功用，可治疗血虚烦热、虚劳骨蒸、糖尿病等。酸马奶营养极其丰富，具有幼儿生长发育所需的营养物质，也是医疗保健饮料。

马蹄甲 "疗肠痈，下瘀血，杀虫。"主治崩漏带下、湿疹、疥癣、秃疮、脓疱疮。

马肝 治妇女月经不调、心腹滞闷、四肢疼痛等症。

马皮 烧灰调香油外擦，治小儿赤秃、牛皮癣。

马心 风干后研为末，黄酒冲服，治头昏、健忘等症。

马蹄甲 治疗崩漏带下、牙疳、秃疮、疥癣、脓疱疮等病症。

白马阴茎 为雄性马的外生殖器，有补肾壮阳等功效。能治疗阳痿精衰、虚弱羸瘦、小儿惊痫等病症。

驹胞衣 即马胎盘，有补肾益精等功效。能治疗虚弱羸瘦、妇女经血异常。

马鬐膏 即马颈上的皮下脂肪，有生发等功效。能治疗脱发、手足皲裂、偏风口僻等病症。

话"猴"药

猴枣　即猴的内脏结石。性苦寒，可消痰镇惊、清热解毒，治小儿高热所致惊痫抽搐等危重病症。

猴骨　性味酸平，无毒，其功效为祛风湿、强筋壮骨等，治风寒湿痹、四肢麻木、关节疼痛等。

猴樟　常绿乔木，茎皮、根皮或枝叶入药。性味辛温，有祛风、行气、温中、镇痛之功效。治食滞腹痛、风寒湿痹、感冒。将茎皮烧成末可治烧伤、烫伤。

猴姜（骨碎补）　多年附生常绿草本，根茎入药。性味苦温，有补骨、活血、止血、补肾涩精之功效，治筋骨折伤、创伤出血、风湿痹痛、腰痛牙痛等。

猴蒜　多年生草本。性味辛温，有毒。有退黄、定喘、截疟、镇痛、消翳之功效。用于治疗黄疸、哮喘、疟疾、偏头痛、牙痛、风湿关节痛、目生翳膜、痈疮肿毒等。

猴草　多年生草本，高1～3尺，根块状，茎根入药。性味微苦涩，有活血散瘀、祛湿之功效。治跌打损伤、血瘀肿痛、风湿关节痛、外伤出血、尿血等。

猴葵　多年生直立草本，高四尺余，全株紫红色，茎、花、籽入药。性味甘淡凉，有清热、消食、化痰之功效。治痨热、痰结、痞积、痔疮。

猴接骨　常绿灌木、高三至九尺，茎枝入药。味苦，有祛风除湿、活血止痛的功效。治风湿疼痛、跌打肿痛、咳嗽吐血、寒气腹痛。

话"鸡"药

鸡内金　出自《本草蒙筌》。别名鸡肫皮，为雉科动物家鸡的沙囊内壁。功效：健脾胃、消食滞、止遗尿、化结石。主治食积不化、脘腹胀满、小儿疳积、遗尿、遗精、胆结石、尿路结石。烧存性研末，敷口疮。含胃激素、角蛋白，能提高消化力，作用持久。

鸡血藤 出自《本草纲目拾遗》。为豆科植物密花豆的藤茎。主产广西。功效：补血行血、舒筋活络。主治贫血、月经不调、经闭痛经、腰膝酸痛、麻木瘫痪、白细胞减少症。对关节炎有显著抗炎的作用。

鸡冠花 出自《滇南本草》。为苋科植物鸡冠花的花序。功效：清热利湿、止血通淋。主治吐血、咯血、崩漏、痔血、赤痢、带下、血淋。对阴道毛滴虫有杀灭作用。

鸡头米 出自《本草纲目》。亦称为鸡头、芡实。为睡莲科植物芡的种仁。主产山东、湖南、湖北、江苏等地。功效：益肾固精、补脾止泻。主治遗精、滑精、尿频、遗尿、白浊、带下、脾虚久泻等。

鸡鸣散 出自《类编朱氏集验医方》。功效：宣散湿邪、下气降浊。治湿脚气，症见足腿肿重无力、行动不便，或麻木冷痛。

鸡肠风 出自《神农本草经》，又名巴戟天，为茜草科多年生藤本植物巴戟天的根。巴戟天性味辛、甘、微温，入肝、肾经，有补肾阳、强筋骨、祛风湿之功。适用于脾肾亏虚、腰膝酸软、阳痿遗精等。

鸡距子 又名枳椇子、木蜜、万寿果等，为鼠李科植物北枳椇、枳椇和毛果枳椇的成熟种子。亦有用带花序轴的果实。枳椇子性味甘、平，入脾、胃经，有解酒止渴之功，历代医家一直认为它是解酒止渴要药，适用于饮酒过量、酒醉不醒、口干烦渴，以及消渴等。

鸡舌香 又名母丁香，桃金娘科常绿乔木植物丁香的成熟果实（丁香的花蕾，名公丁香）。母丁香性味辛、温，入脾、胃、肺、肾经，有温中降逆、温肾助阳之功。本品温中散寒，善于降逆，为治疗胃寒呃逆之要药。本品又能入肾经，可温下焦而助肾阳，故对男子肾虚阳痿，女子寒湿带下、宫冷不孕有治疗效果。

此外，还有鸡儿肠（马兰菊）、鸡脚草（凤尾草）、鸡骨常山（常山）、鸡心菜（荠菜）、山鸡椒（山苍子）等。

话"狗"药

狗肉 味咸酸，性温，入脾、胃、肾经，具有安五脏、暖腰膝、补虚劳、益气力的功效。可治脾肾气虚、胸腹胀满、浮肿、腰膝酸软等症。

狗骨 性味甘、温，有健脾活络、活血生肌之功。专治风湿关节痛、冷骨风痛、腰腿无力和四肢麻木等症。常将其浸酒饮用，治疗风湿关节痛、腰腿酸软。此外，将狗骨焙灰研末，用芝麻油调和涂敷冻疮，很有疗效。有时将狗骨配伍祛湿散寒中草药加工成"狗骨粉"专治关节炎、腰肌劳损和坐骨神经痛。

狗胆 性味甘、平，具有清肝明目、止血消肿之功。用鲜胆汁点眼，可治眼赤涩痒。若耳内流脓（中耳炎），可用狗胆一只、枯矾3克，调匀，以药棉囊塞耳内，三至四次即愈。反胃吐食者，将狗胆汁与五灵脂末调和制丸，似龙眼大，每服一丸，用酒化服，三日即可见效。

狗宝 是犬科动物狗的胃中结石，性味咸、平，有降逆气、开郁结、解毒、消积的功效。主治反胃、胸胁胀痛、痈疽疮疡等症，尤其对噎膈有特效。

狗肾 是犬科动物狗的肾脏。有补肾温阳之功，主治肾虚身冷。

狗鞭 味甘。有滋阴助阳作用，常以海狗鞭入药。一般狗鞭常做代用品。狗鞭配伍滋阴助阳中草药，可治男人阳痿、女人阴痿。

狗乳 有明目的作用。白狗生子时的乳汁，主治青盲。民间验方：以狗乳频频涂擦头部皮肤，治疗赤秃、发落。

狗脊 是蚌壳蕨科植物金毛狗脊的根茎，味苦、甘，性温，具有补肝肾、强腰膝、除风湿之功效，可治肝肾不足、腰背酸痛、脚软无力、尿频、遗精、风湿痹痛等症。

狗舌草 是菊科植物狗舌草的全草，味苦、性寒，可清热解毒、利尿、杀虫、活血，主治肺脓肿、肾炎水肿等。

狗肝菜 是爵床科植物狗肝菜的全草，味甘、微苦、性寒，具有清热、凉血、利湿、解毒的作用，主治便血、热毒诸症。

狗屎花 是紫草科植物倒提壶的地上部分，味苦、性凉，有清肺化痰、止血的作用，常用于治疗咳嗽、吐血等症。

话"猪"药

猪苓 为多孔菌科植物猪苓的菌核，具有利水渗湿的功效，主治小便不利、水肿胀满、泄泻、淋浊、带下。猪苓含有麦角甾醇、生物素、水溶性多聚糖。健康人口服猪苓煎剂可使尿量及尿中氯化物显著增加，并有抗癌的作用。

猪胆 为猪科动物猪的胆汁，具有清热、润燥、解毒的功效，主治目赤、喉痹、肺热咳嗽、百日咳、哮喘、黄疸、痢疾、便秘等。猪胆汁含猪胆酸，有抗过敏性休克、抗炎、抗惊厥、增加肠蠕动的作用。

猪耳朵草 也称车前草，为车前草科植物车前或平车前的全草。车前草具有清热利尿、明目、祛痰止咳的功效，主治小便不利、淋浊、带下、尿血、黄疸、水肿、热痢、泄泻、目赤肿痛、气管炎、百日咳等。

邮票中的中药材

自 1949 年以来，我国共发行有关中药材的特种、纪念邮票达 14 套、75 种（枚），其中有的邮票已成为稀世珍品。

1960 年，发行特 4《菊花》共 18 枚；1964 年特 61《牡丹》15 枚；1974 年的编号邮标（82–85）《赤脚医生》，第三枚是女赤脚医生上山采药的情景，足下有许多菊花、金银花；1978 年 T30《药物》5 枚，分别是人参、曼陀罗、桔梗、射干、满山红；1979 年 T37《云南山茶花》8 枚；T40《东北虎》2 枚；1980 年 T52《梅花鹿》2 枚，T54《荷花》3 枚；1981 年 T66《食用菌》，分别为竹荪、香菇、大红菇；1982 年 T72《药物》6 枚，分别是天南星、萱草、贝母、乌头、百合、芍药，T73《矿物》第一枚为雄黄；1991 年 T161《野羊》第一枚为赛加羚羊，T162《杜鹃花》共 8 枚，T92-7《昆虫》为桑螵蛸。

同时，多次发行的动物票、生肖票、小型张邮票中，其中许多都与牛黄、虎骨、蛇胆、鸡内金等中药材相关。

中药缘何称"本草"

自秦汉时代的《神农本草经》问世以来，"本草"一词就有了特殊的含义。中药药物的学问被叫作"本草学"，中药专著被称为"本草书"，中药史被称为"本草史"。经千百年沿用，"本草"成了所有中药材的统称，而影响最大的当属李时珍的《本草纲目》。

为什么称中药材为"本草"？五代韩保升谓："按药有玉石、草木、虫兽，而直云本草者，为诸药中草类最多也。"这是长期以来人们公认的解释。古代以"草"或"草本"作为植物的代称，而中药里又以植物药为主，所以说这样的解释是不错的。但若从药物的起源来看，认识还可再深入一步。原始人类在寻找食物的过程中，逐步发现了某些动植物的医疗功效，进而用于治病实践。由于人类对植物接触最多，认识最早，起初寻找药物时只是在植物中进行，所以最初的药物只有植物。《说文解字》云："药，治病草也，从草。"这也反映了最初只有植物药的状况。虽然以后又发现了动物药、矿物药，但"草为药之本"的概念一直被保留下来。这就是后世把药物称为"本草"的由来。

《本草》小史

由于在早期所发现的药物中，以草本植物占多数，所以有关药物的书籍被称为《本草》。《神农本草经》是我国一些医药学家总结了汉代以前直至远古劳动人民所积累的药物知识，系统地加以编著而成。为中药学奠定基础的《神农本草经》，全书三卷，共载药 365 种。其中以植物药物最多，共计 252 种，动物药 67 种，矿物质 46 种。

南北朝梁代的陶弘景对《神农本草经》又做一番整理、加注和补充的工作，并把新发现的药物又整理出 365 种，增加了一倍，共 730 种，编撰成《本草经集注》。

到了唐代，出现了许多新药和外来药，朝廷命苏敬等人编修药物专著，结果修成《唐本草》（又名《新修本草》），54 卷，正文实际载药 850 种，还插有一些图画。该书于唐高宗显庆四年（公元 659 年）正式颁布，为世界上最早的国家颁布的药典。

唐玄宗开元年间，陈藏器又撰成《本草拾遗》。五代十国时，后蜀韩保升等人增补注释《唐本草》编成《蜀本草》。

至宋仁宗时，命掌禹锡等人修订《嘉祐本草》，已载药 1082 种；后宋徽宗又命唐慎微编著成《经史证类备急本草》（即《证类本草》），将药物扩充到 1746 种，并附有图谱。

到了明代，著名的药物学家李时珍在总结前人《本草》的基础上，经过 27 年的艰苦努力，将历代本草做了一次比较全面的总结，并广泛收集和总结出民间的各类药物共 1892 种，终于在万历六年（公元 1578 年）编著成《本草纲目》一书。全书共 52 卷，一百余万字，收集了 11096 个药方，并附药物形态图 1160 幅，成为闻名世界的药物巨著。

《本草纲目》的由来

《本草纲目》这部书名的由来有一段有趣的插曲。公元 1578 年，年届六旬的李时珍完成了《本草纲目》，只可惜尚未确定书名。一天，他出诊归来，习惯地坐在桌前。当他一眼看到昨天读过的《通鉴纲目》还摆放在案头时，突然心中一动，立即提起笔来，蘸饱了墨汁，在洁白的书稿封面上写下了"本草纲目"四个苍劲有力的大字。他端详着，兴奋地自言自语道："对，就叫《本草纲目》吧！"为了这部书的体例，李时珍考虑了许多，也翻阅了不少书籍，并从《通鉴纲目》中得到启示，决定采用"以纲挈目"的体例来编这部书，并以《本草纲目》这个名称作为自己经历二十七年搜集、整理、编纂的这部书的书名。

民间秘方的由来

人们通常说的民间秘方也叫偏方，常能治大病。它的来历还得从上古说起。

相传，大禹治水时，有个药王爷经常背着药书和药物，走东奔西给人们治病。一天，大禹病了，药王爷赶紧来给禹王治病。他先看了看禹王的病情，又去查药书。书里写着用"高山土，千斤油，一头牛合成一丸，一口吃下去，病就能好。"药王爷犯愁了，这么多的东西，禹王怎么往下咽呢？药王急得没法，胡子眉毛都愁白了。这天，他正蹲在那里想办法，有一过路的人问他："你的头发为啥全白了？"药王就把禹王看病的事说一遍。过路人说："不用愁，这都是些平常药，我帮你。"药王说："如能治好禹王的病，我把药书送给你！"他俩说着就往里走，这时飞来一个屎巴片，过路人一把抓在手中，又在头上搔了几下，把他指甲缝里的土取出来，用唾沫揉在一起。禹王吃了下去，不一会儿病就好了。

药王爷挺高兴，就把药书给了他，可过路人拿上书后没应声就走了。药王爷怕他不老实，拿着药书胡来坏大事，就暗使法术把药书上的字全弄下来了。这人回家一看，气得一下病倒了。他临死前把给禹王治病的单方讲给了别人，便成了偏方，一代一代地往下传。

"阿是穴"的由来

"阿是穴"中医又称"不定穴"。指的是没有固定的位置、随病变部位或压痛点而选定的穴位。提起它的来历，还有一段有趣的故事。

相传，孙思邈70岁那年，一天，他正在专心致志地编写《千金要方》一书，突然有个邻居闯进来说，有一个危急病人已昏迷不醒，急需他前往诊治。素以"人命至重，有贵千金"自持的孙思邈，立即赶赴十几里外的山村为病人治疗。

经过他的一番抢救，病人总算清醒过来。但是，腿部的剧痛仍然没有止住。孙思邈眼见病人痛苦的样子，又按古医书所载的止痛穴位，一个个地试扎针，结果还是丝毫不见效。无奈之中，他又耐心地接连在病人腿上按了多处。当他按到膝关节右上方的一个部位时，病人竟突然叫道："啊（阿），是，是这儿。"于是孙思邈便拿起银针，一下子扎了进去。说也怪，下针捻了几下，病人的疼痛竟然止住了。病人好奇地问："这叫什么穴位？以前从来没有在这儿扎过针呀！"孙思邈轻松而诙谐地笑着说："你刚才不是说'阿是'吗？这个穴位就叫'阿是穴'吧！"

从此，阿是穴止痛的消息便不胫而走，传播开来。后来孙思邈将阿是穴载入他的《千金要方》。阿是穴就这样流传于世。

汤药诞生记

公元前约1600年的商代，商王成汤身边有一个厨子叫伊尹，他很懂得庖厨间的功夫，烹饪技术出众，并发明了用五谷酿酒的方法，深得成汤的喜爱。

不久，天下大旱，一旱就是7年，奴隶们成批成批地被饿死，连贵族们的饮食也成了问题。于是，成汤沐浴斋戒7天7夜，祈天赐雨。说来也巧，老天还真的降雨了。只见阴云四合，一阵霹雳闪电，大雨"哗哗"地下起来，将成汤上下淋得透湿。

旱情解除了，可成汤却患上了重病，发着高烧、满口谵语。床头案边摆满了各种各样的草药和大丸子药。可成汤一直在上吐下泻，又怎么能咽得下这些草药大丸呢？眼看成汤奄奄一息了，群臣们一个个摇头摆手，无计可施，谁也无法叫成汤进药。

伊尹目睹了成汤祈天的经过，很受感动。他使出平生手艺，给成汤做了很多好吃的美膳珍馐，可成汤还是吃不下去。

伊尹苦恼极了，一筹莫展，便拿起一把草药在地上来回踱步思索，用什么办法让成汤进药呢？忽然，他灵机一动，能不能用烧菜汤的办法，把这些草药煎熬一下，再让商王喝熬过的汤液呢？他忽然想到，商王喜欢喝醪醴，如把这药泡在酒里，不是也可以让商王饮用吗？

于是，伊尹就用嘴把草药咬碎洗净，煎熬成汤液，又把另一些草药咬碎后浸泡在醪醴里，然后一齐献给了商王。这回成汤喝起来很顺口，不久病就好了。

从此，中药的汤剂型及相应的煎剂、膏剂、药酒就一样一样地问世了，大大方便了危重病人的用药。繁体的"医"字下面，不是个"酉"字吗？它在甲骨文中代表"酒"字。这说明我们祖国的医药学与祖先的饮食有着紧密的联系。

伊尹用牙齿咬碎草药，这是最原始的草药加工方法。等铜铁金属被祖先利用后，就改为刀切了。

商王成汤为了表彰伊尹的功劳，就叫史官把这件事契刻在甲骨版上。伊尹本人也撰写了一部《汤液经》，详细叙述了汤液加工的过程以及应用方法。

今天，这块甲骨版已被考古学家发掘出来。可惜的是，《汤液经》的书名仅记于《汉书·艺文志》中，而这部书本身却亡佚了。

抓药的传说

唐代药王孙思邈经常外出行医采药，无论走到哪里，只要有好的药材，他就不畏艰难困苦地去采集，或进入深山老林，或攀登悬崖绝壁，或穿越河川峡谷。因为采的药材很多，它们的性味功用又不相同，所以不能混杂放在一起。为了便于分类放置和使用，他就特意做了一个围身，在围身上缝制了许多小口袋，凡采到一种药材，就装到一个小口袋里，使用起来就方便多了。

一次，孙思邈行医采药来到一个村庄。忽然间一阵狗叫，只见有一妇女躺在地上，嘴里不断发出"哎呀哎呀"的痛苦喊声。原来这位妇女的小腿被狗咬伤了，鲜血直流。他急忙从围身口袋里拿出一种药来，给这位妇女敷上。不大一会儿，这位妇女小腿上的血被止住了，疼痛也减轻了许多。她的丈夫赶来，见此情景，十分感激，忙拜谢孙思邈的救治之恩。

孙思邈就是这样采药走到哪里，行医治病到哪里。他给病人诊察后，就从口袋里拿出药来，因为药物配伍不需要许多，总是从小袋里一小撮一小撮地抓出来，所以人们就把它叫"抓药"。

后来，人们开药店，为了使众多药物不易混杂，更便于分类取药，店主也仿照孙思邈的办法，将药柜内做成一个格子一个格子的小抽屉，小抽屉里再隔成三个或四个方格，用来贮藏放置各种药材。小抽屉的外边写上中药名称，以便记取，免于混淆。直至今天，病人到药店买药时，有的地方仍叫"抓药"。

倒药渣习俗的由来

旧时江南等地，生病人吃完中药后，中药渣既不倒入垃圾堆，又不倒进茅坑中，而是将中药渣冠冕堂皇地倒在路上。有关此种习俗，相传有段故事。

唐代孙思邈虽为一代名医，但依然慈悲为怀，游医民间，为百姓诊病疗疾。有一次，孙思邈行医途经一个小镇，见一老汉正把一砂锅的中药渣倾倒于门外路上。孙思邈见之，便问老汉："你为何将药渣倒在路上？"老汉叹了口长气，对孙思邈道："我患病请医服药，十帖药吃下肚，但病情丝毫不见好转，如今世道医不精业！想到这些，只好将这些药渣倒掉，我再也不吃这些东西了！"孙思邈仔细询问了老汉病情，并为他切脉，接着蹲下身子，用手拨检老汉倒在路上的药渣，辨明药渣中的配方药味，然后对老汉说："你所患之病所以不愈，乃因用药有误！现我为你重新配方用药。"此时，走来一位秀才模样的人，一见孙思邈便恭敬地道："药王孙思邈，幸会，幸会。"老汉一听给自己治病开药的乃是大名鼎鼎的药王孙思邈，顿时似遇救命菩萨，连忙拜谢。他服下孙思邈所配的中药，疾病很快痊愈。

此事很快传开。从此，许多人家都把病人服剩下的中药渣倒在路上，期盼被像孙思邈一样的高明医生见着，以指点病人服药治病。中药渣倒在路上，从此亦成了习俗。久而久之，好事者又将中药渣为何倒在路上赋予新说，认为这样人来人往，可将药渣踩碎踢飞，意喻病人的疾患也就得到解除了。

对此，还有另外一个传说：一天，"神医"华佗去外地给人治病，守护杏林的老虎见华佗久久未归，思念万分，便到处寻找华佗的足迹，寻了好多日，仍未找到。一天，老虎在路上行走时，发现路中间有一堆正在冒热气的药渣，老虎循着药的气味找到了华佗，华佗见到老虎十分高兴，但病人见了老虎吓出了一身大汗，这大汗一出病就好了一大半。此后，凡是吃中药的人总喜欢把药渣倒在路上，意思是把老虎引来驱走病魔，称为"虎引"。但某些地区的病人服完中药，却忌讳将药渣乱倒路上，而将之倾倒于高处，俗有"药渣倒高不倒低"之说。

虎撑的传说

从前，游方郎中走乡串户行医时，手中都要拿着一只圆形空心铜环，环里放上几粒铁丸，一路走一路摇动，以其清脆响声告诉病人前来求医，人们称这环为"虎撑"，是药王孙思邈发明的。

一天，孙思邈去山中采药，正在行走时，忽然一阵带有腥味的风过后，只见在他面前跪着一只吊睛白额虎，张开虎口，并不断地呻吟。孙思邈从老虎眼神中看出并无恶意，而是请他治病。孙思邈大胆地走近虎身，向它嘴里一看，原来是虎喉中卡了一根长骨头。孙思邈心想，从虎口中取出这根骨头并不难，难的是取骨时，老虎一痛，虎嘴一合，我这条手臂就没有了。想到这里，他对老虎说："我是上山来采药的，身边未带治病的工具和药，若想治病，到我家中去治。"老虎听后，点了点头，就顺从地跟着孙思邈走到家中。到家后，孙思邈请铁匠打了一只中间有圆眼的铁圈，用铁圈撑住虎嘴，从铁圈圆眼中把手伸进去，取出了卡在虎喉中的骨头，然后又给它上了止血药，治好了病，老虎高兴地叩谢而去。现今，药王庙内孙思邈神像，就是手拿"虎撑"，身骑猛虎的样子。从此，"虎撑"也就成了游方郎中行医的标志。

古代毒药指的啥

鸩、断肠草、鹤顶红，这些古书及古装戏中经常出现的毒药指的是什么？

鸩 鸩是一种传说中的猛禽，其羽毛有剧毒，用它的羽毛在酒中浸一下，酒就成了鸩酒，毒性很大。久而久之鸩酒就成了毒酒的统称。另一种说法认为，鸩指食蛇鹰，因其食蛇故被误认为体有剧毒。还有一种说法，鸩是一种稀有未知鸟类，被人捕杀干净。

鹤顶红 鹤肉、鹤骨和鹤脑可入药，但都无毒。鹤顶红其实是红信石。红信石就是三氧化二砷的一种天然矿物，加工以后就是砒霜。"鹤顶红"是古代对砒霜的一个隐晦说法。

断肠草 一年生的藤本植物葫蔓藤。其主要的毒性物质是葫蔓藤碱。据记载，吃下后肠子会变黑粘连，人会腹痛不止而死。

见血封喉 又名毒箭木、剪刀树，国家保护的濒危植物，其树汁呈乳白色，剧毒，一旦液汁进入血液，就有生命危险。古人常把它涂在箭头上，用以射杀野兽或敌人。

仵作与古代的法医

"仵作"是现代法医科学体系中不得不提的名词。

公元前1000年左右，华夏大地就出现了一些类似现代法医专业的吏役，他们活跃在各地衙门里从事着司法检验工作。这些吏役本源于卖棺屠宰之家，后来逐步受用于官衙，但没有官位、官品，平时仍以为丧家殓尸送葬为生。

随着刑案地不断增加，他们的身份逐步演变成官衙法定检验吏役——仵作。在科技不发达的封建社会漫长时代里，正是他们取证检验得出的证据，弥补了官僚们仅凭主观臆断、一味轻信口供办案的缺陷，对现代法医学产生了深远的影响。

早在隋唐时代，"仵作"一词就已经出现，但当时的"仵作"泛指帮助丧家埋葬的人。从隋唐至五代时期，随着社会对"仵作"职业的需求，还衍生出了专门负责殡葬业的行会组织。据《玉堂闲话》记载：这类民间行会的成员叫作"仵作行人"。

在宋代的官府衙门里"仵作"已参与具体办案，并且有了明确的分工，就是负责处理尸体，并在检验官指挥下喝报伤痕。当时的"仵作"还被老百姓称为"团头"。他们的同行有"坐婆""稳婆"，在遇有妇女下体检验时，"坐婆"方才参加办案。

我国历史上第一部法医集注《洗冤录》的作者宋慈（1186—1249），把"仵作"之职提升为科学。他曾四次担任南宋省一级的司法官——提刑。在他为官的 20 余年间，始终"以民命为重"，采取"审之又审，不敢萌一毫慢易心"的严谨态度，深入查访，不畏权势，积累了丰富的检验经验。

《洗冤录》记录了一种蒸骨验伤的方法：把一具尸骨洗净，用细麻绳串好，按次序摆放到竹席之上。挖出一个长 5 尺、宽 3 尺、深 2 尺的地窖，里面堆放柴炭，将地窖四壁烧红，除去炭火，泼入好酒二升、酸醋五升，趁着地窖里升起的热气，把尸骨抬放到地窖中，盖上草垫，大约一个时辰以后，取出尸骨，放在明亮处，迎着太阳撑开一把红油伞，进行尸骨的检验，"若骨上有被打处，即有红色微荫，骨断处其接续两头各有血晕色。再以有痕骨照日看，红则是生前被打分明。骨上若无血荫，踪有损折乃死后痕"，亡者的死因就在红油伞下展现，现代科学证明了红油伞吸收了阳光的部分射线，使当时的验官看到了他想看的事实。

宋慈的痕迹检验、尸体鉴定等获取物证的方法，应该是 13 世纪世界上最先进、最完备的检验技术。而且，宋慈在《洗冤录》中提出的检验四原则，即实事求是原则；不轻信口供原则；调查研究原则；验官应亲自填写"尸格"原则，即使在今日，法医检验仍须遵守。

宋慈的《洗冤录》突破了传统的单纯记述刑狱故事的局限，把我国古代法律学和医学有机地结合在一起，通过对尸体现象、现场检查、尸体检查情况的归纳，整理出一整套符合科学原理和与现代医学相吻合的法医检验方法，实为集宋代以前法医学尸体检验之大成。

《洗冤录》问世后，立即被颁行全国，成为宋代及以后历代刑狱官办案必备的参考书。从事司法检验工作的官吏、仵作，大多会随身携带一部线装《洗冤录》。若在检验尸伤时遇有疑难，就打开来向它寻找解决的方法；审案定刑，上驳下复，也以它为指南，就是国家律法也不及它的权威。《洗冤录》在我国被沿用的八百余年里，还被译成韩、日、法、英、荷、德等文字流传世界各地。因为宋慈的努力，"仵作"被逐步提升为案件侦破中不可或缺的重要角色。

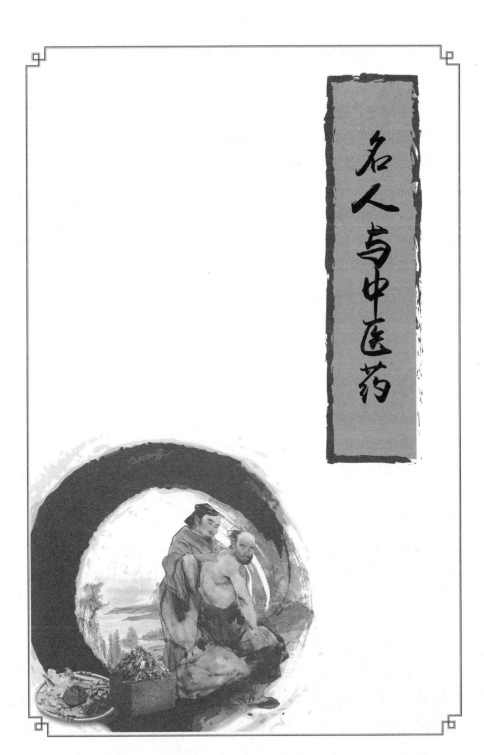

名人与中医药

黄帝与《黄帝内经》的传说

在黄帝时期，人们生活在极端艰苦的环境中，经常遭受野兽的伤害和烈火、洪水等自然灾害的威胁。因此，因病而死的人越来越多，黄帝经常为此事犯愁。那时候，没有人懂得用药物治病，更不懂得预防，人一得病，只有听天由命。

有一次，黄帝带领一支队伍进山狩猎，林中看见一只老虎，黄帝急忙拉弓射了一箭，箭头从虎背穿皮而过，受伤的老虎逃走了。几天后，有人发现它在一片树林里专门寻找一种长叶草吃，而且边吃边用舌头舐背上的伤口。虎背上的伤口没有血迹，也没溃烂。黄帝听到这个情况，立刻命人前去察看，并一再叮咛不许杀害老虎。察看人回来也说："受伤的老虎吃了这种长叶草，伤口不但不流血，而且已慢慢愈合。"黄帝听后，沉思一会儿，便派人把老虎吃的这种长叶草采集回来，专门给部落里受伤流血的人吃。受伤流血的人吃了这种长叶草，果然收到止血止痛的效果。

黄帝从这件事上受到很大启发。知道自然界有很多东西都可以用来治疗疾病。于是他命雷公、岐伯二人，对自然界的飞禽走兽、草木花卉等，都详细地加以观察和记录，进行研究和试验，直到最后确认什么东西治什么病为止，再由黄帝把它正式整理出来。这就是我国最早的"医案"和"本草"。经过长时间的积累，中华民族第一部医药著作——《祝由科》就这样诞生了。不久，又出现了巫彭这位有名的郎中。后世人为了不忘黄帝的功德，综合了黄帝时期名医的医术，形成了《黄帝内经》。

《黄帝内经》的由来

《黄帝内经》是我国现存古典医籍中最早的一部医学书，在整个中医的发展过程中起着重要的作用。该书阐述的理论，一直以来指导着整个中医学术的发展，是学习中医不可缺少的一部经典读物。

顾名思义，"内经"是讲内科方面的疾病，据史料记载，《黄帝内经》还有一个"兄弟"叫《黄帝外经》。前者是针对后者说的。那么，在"内经"之前为什么要冠上"黄帝"呢？

原来，黄帝是古代的帝王，他战胜了蚩尤后成了天子，"因有土德之瑞"，土色黄，所以称为"黄帝"。本书假托黄帝问，医学家岐伯答的形式来论述，因此被冠以"黄帝"二字。

《黄帝内经》现分为两本书，一是《黄帝内经素问》，简称《素问》；二是《灵枢经》，简称《灵枢》。《黄帝内经素问》中的"素"字，可做根本解释的意思；"问"就是黄帝问岐伯。《灵枢经》中"灵枢"二字，明代名医张景岳有这样的解释："神灵之枢要，是谓灵枢。"人身属于阳的精气叫神，属于阴的精气叫灵，意思是说这本书论述了"神"与"灵"关键扼要的内容。

皇帝与中药

据李延寿《南史》记载：刘寄奴年少时，一次出猎，用箭射中一条巨蛇，但蛇身一闪不见了，他觉得奇怪，次日再去那里搜寻。当来到一条小河边时，忽然听到附近树林中有杵臼之声。他顺声寻去，看见两个仙童在捣药。左边的仙童开口说："我们大王昨天被刘寄奴射伤了。"右边的仙童说："大王有天大本事，怎么不把刘寄奴杀掉？"左边的童子说："杀不得啊，大王说，刘寄奴将来是要当皇帝的。"听到这里，刘寄奴大吼一声跳出来，将仙童吓得倏然不见了，只留下药臼和草药。以后，刘寄奴驰骋疆场，率军南征北战，灭了南燕和后秦，于公元420年自立为宋武帝。在战争中刘寄奴用仙童留下来的这种草药，治愈了许多受伤的将领和士兵。人们非常感激和崇拜这种草药，就以皇帝的乳名称它为"刘寄奴"。

除此之外，得到皇帝宠信的中药还有不少。治骨折筋损的良药——骨碎补，就是由五代十国时的后唐明宗皇帝李嗣源亲自赐名的。传说，有一次明宗皇帝围猎，突然从附近的草丛中窜出一只金钱豹，吓得皇帝身旁一位最得宠的皇妃从马上摔了下来，筋断骨裂，血流如注。当时，恰逢御医不在身旁，皇帝急得手忙脚乱。这时，一名卫士从岩石上采来一种草药，捣烂后敷在皇妃的伤口上，很快血止痛减，不久，断骨再续，伤口痊愈如初。皇帝大喜，亲笔题名这种草药为"骨碎补"。

借皇帝而成名远扬的药物还有"何首乌"。明代嘉靖皇帝明世宗朱厚熜早年无子，出诏书于天下，求得子良方，何首乌乃应诏入宫，以此药为主，制成七宝美髯丹，皇帝服此丹后不久，喜得龙种，同时，发黑体壮，稳坐江山45年，何首乌于是名扬天下。

皇帝与名医

皇帝为名医加封 西汉时代的义妁是我国历史上第一个女医家，因她医术高明被汉武帝召进入宫，并封她为"女侍医"。许希，宋代名医，他擅长针灸，有"许神针"之誉称。天圣初年，宋仁宗患重病，宫廷众医束手无策，许希被召进宫，他见仁宗躺在龙床上，昏昏沉沉，即施针刺心下包络。不久，只见仁宗睁开双眼，吐出一口气，下得榻来，顿觉没有病一样，龙体如常，仁宗皇帝大喜，命封许希为"翰林医官"。宋代名医郭敬仲之母冯氏也精通医学，建炎年间应召入宫，因为孟太后治病有功，被宋高宗封为"安国夫人"。

皇帝为名医画像 皇甫坦是南宋临安一带的名医。一天宋高宗召见皇甫坦，问他是否有长生之术。皇甫坦笑笑，坦率说："先禁诸欲，勿令放逸。丹经万卷，不如守一。"宋高宗一听，拍案叫绝，当即挥毫写下了"清静"二字，以名其庵，而且还派人为皇甫坦画了像放在宫中，令其享有很高荣誉。

皇帝为名医写匾 誉满江南的清代著名医家叶天士，曾应召入宫为乾隆皇帝看病。因叶氏医术高超，治病奇效，受到乾隆皇帝的赏识并亲笔为叶天士写了"天下第一名医"的大金匾。

楚王传旨改药名

春秋时，弱小的吴国和强大的楚国相毗邻。当时，小国每年都得向大国进贡。这一年，吴国的贡品中有本国多年生药草吴萸，这是吴王听说楚王有腹痛的毛病而特意选送的贡礼。谁知楚王一见，竟雷霆大发，责骂吴国择药进贡，有失恭敬，吓得吴国的使者连忙收起药草。这时，一位姓朱的楚国大夫劝楚王说："吴萸乃良药也，能治腹痛，止吐泻。今吴国相送，其诚心可鉴，不妨纳之。"但楚王固执不听，还喝退使者。朱大夫无奈，只好追出，对使者说："先生请留步，且将吴萸留于我，或许日后可用。"于是，朱大夫把吴萸拿回家府，植于院落中，还命人悉心照管。

几年后，吴萸长势喜人，郁郁成片。朱大夫通药性，令人及时采撷果实，晾干收藏。有一天，楚王忽然旧病复发，腹痛冒汗，用许多药不效。朱大夫急忙用吴萸果煎汤，献给楚王，不几剂便治好了楚王的病。楚王问他："爱卿所送，何药啊？"朱大夫答："就是那年吴国进贡的吴萸。"楚王一听，十分后悔，于是他一面派人与吴国和好，一面下令广种吴萸。后来，楚国又流行瘟病，许多百姓吐泻不止，死者甚众。楚王急令朱大夫配药救民，这样，吴萸又挽救了许多病人。为了让众人铭记朱大夫的功劳，楚王传旨，把"吴萸"改名为"吴朱萸"。再后来，为标明这是一种植物，人们又将"朱"字加了草字头，写成了现在的"吴茱萸"。

秦始皇薏苡仁治疝疾

秦始皇嬴政一日感觉阴囊隐隐作痛，重坠肿大如茶杯，急传令御医诊治。御医详查病情，奏道："陛下此症名曰疝疾，乃因风湿病毒之邪入肠所致，服些药便可保龙体康复。"不料服御医方药后，秦始皇病情更加恶化，阴囊肿得更大，疼痛更厉害，众御医忙紧急会诊，但无策以对。秦始皇大怒："养汝众御医，乃为一时所用，区区小病竟一筹莫展！"吓得众御医脸色苍白，只求万岁宽恕。秦始皇遂下令广招贤医。

一天，京城来了一位叫陈松的方丈，他胸有成竹地来到秦宫，取出薏苡仁若干，加黄土炒过，水煮为膏，给秦始皇服之。数日后，秦始皇疝痛消除，阴囊复原。从此，薏苡仁治疝疾便流传下来。

汉武帝——预防医学的开拓者

汉武帝刘彻不仅是西汉的一位大有作为的皇帝，又是西汉帝王中一位长寿之君，成为中华养生预防医学的开拓者和奠基人之一。西汉共有 14 位皇帝，平均寿命还不足 38 岁。汉武帝为何能活过古稀之年，这其中有不少小故事。

有一天，汉武帝在长杨地方狩猎，发现一头小野熊，正待拉弓射箭，野熊仓皇奔逃。汉武帝便驰马紧追不舍。越过山崖峻岭，穿越密林险滩，野熊走投无路，转身扑向追赶者。汉武帝急中生智，一个闪身，让野熊扑了个空，摔倒在地。他旋即与待从者一起冲上前去，经过一番拼搏，结果了野熊的生命。

陪同汉武帝狩猎的词赋家司马相如，见此惊险场景，吓出一身冷汗。回至宫中，他便给汉武帝写了一个奏章，告诫汉武帝说："灾祸常常隐而不见，往往在人们疏忽大意时降临头上，明智之人，在灾祸潜伏之时早早躲避，就会化险为夷。"司马相如在奏章的后边，还特地引用一句俗谚"家累千金，坐不垂堂"，劝告汉武帝：既然有钱人家为了防止房上瓦片掉下来伤人，故而不在屋檐下面停留，那么，每个明智之人都应当时时处处自我珍重，以防不测，方能确保平安。

具有雄才大略的汉武帝刘彻，从这里得到莫大的启示。他举一反三，把"坐不垂堂"俗谚运用到养生健身上来。他认为，人的身体欲要健康长寿，避免早夭，必须以孔子为师，自我珍重，预防在先，防微杜渐，防患于未然，力求将有损健康的诸种因素消除在萌芽状态。为此，就要从生活的一点一滴做起。

从此开始，汉武帝在穿衣方面，坚持以孔子为榜样，随着气温变化，适时更衣，做到凉者不至于挨冻，温者不至于燥热。

在坐卧方面，他学习孔子的做法，坚持"五不坐卧"：①风口处不坐卧；②坟墓旁不坐卧；③潮湿处不坐卧；④恶臭处不坐卧；⑤危险物旁不坐卧。

在饮食方面，他遵照孔子"食不厌精，脍不厌细"的主张，坚持"九不吃"：①腐败的粮食不吃；②腐烂的鱼肉不吃；③颜色难看的食物不吃；④气味难闻的食物不吃；⑤烹调不当不吃；⑥不到就餐时间不吃；⑦肉类切割不得法不吃；⑧酱醋调料不当不吃；⑨市上食品未经检验不吃。另外强调，想吃的食物不能多吃。

在睡眠方面，他遵循孔子"寝不尸"的告诫，改变仰卧和直挺挺的睡眠姿势，而采用侧卧、屈膝姿势。另有"五不睡"：①露天不睡；②有风吹头不睡；③张灯不睡；④脚凉不睡；⑤床头朝北不睡。

此外，汉武帝还有一手养生保健妙方——药枕。这是他从一位泰山老夫那里学来的。一天，汉武帝出巡，遇见一位在田间锄草的老夫，初看上约有50多岁，面有童子之色，肌体光滑，非同一般俗人。经过询问，方知老夫现年180岁。汉武帝虚心向老夫讨教长寿秘方，老夫说："我在85岁时，已经衰老不堪，头发白了，牙齿掉了，有气无力。有一天，遇见一位道士，教我练功和做药枕，枕中放有32种植物，实在真神！我渐渐返老还童，黑发重发，齿堕复出，一天行走300里路，也不觉得疲倦。"汉武帝得此秘方回宫后一一实行，一直用到他寿终正寝。在他死后2000多年间，"汉武帝药枕"还被一些人作为养生保健品使用。

汉和帝召名医谈医贵人病"四难"

郭玉是东汉一位医德高尚、医术精良的针灸家，并且在医病的诊断与用药上也很熟稔。据《后汉书·郭玉传》记载，在汉和帝时（公元89—105），郭玉被任命为"太医丞"，虽然被委任医务要职，但他诊治疾病却曾经使汉和帝产生疑惑。那就是：他医治平民患者，疗效很好，而医治皇室、达官贵人的病，有时疗效不如平民患者。针对此种情况，汉和帝有一次密示一位贵人患者穿上平民粗布衣服，并且将其移往简陋居室之中，然后请郭玉诊治，结果针刺一次即获痊愈。汉和帝对此甚为惊异，特传召郭玉盘问：何以对皇室、达官贵人治病疗效不如平民患者，而对穿平民服装的贵人治病，却又能获得好的疗效？郭玉回答，面对高高在上、权利显赫的皇室与达官贵人时，我不禁心怀畏惧、诚惶诚恐地进行诊治；而贵人在接受诊治时，存在"四难"：一是自以为是、自作主张，不听从医生的治疗意见；二是常常不爱护自己身体；三是体质不强，不能经受药物治疗；四是好逸恶劳。郭玉强调，正是由于贵人有上述"四难"，所以疗效有时不好。汉和帝听后，啧啧称赞。

曹操考华佗

　　三国名医华佗以高明的医术、渊博的医学知识而驰名。曹操听闻不信，便想考考华佗，看他是否名副其实，对药物到底是否精通。于是口授，由徐庶写了下面的四言诗：胸中荷花，西湖秋英。晴空夜明，初入其境。长生不老，永远康宁。老娘获利，警惕家人。五除三十，假满期临。胸有大略，军师难混。接骨医生，老实忠诚。无能缺技，药店关门。

　　以上诗句，在他人看来定不得其意，甚或认为是骂华佗无技少药。可是华佗看了之后，自言自语地说：相爷是在考我。于是挥毫泼墨写了16种中草药的名字，由徐庶交还曹操，曹操阅毕大喜，赞道："果真有能之辈也！"

　　华佗写的是：穿心莲、杭菊花、满天星、生地黄、万年青、千年健、益母草、防己、商陆、当归、远志、苦参、续断、厚朴、白术、没药。这其中每味中药与曹操的四言诗都相互对应，犹如解谜一般，令人称奇。

诸葛亮与"行军散"

中药"行军散"是治疗暑病的名方，它外用内服均有功效，说起这一处方的来历，还与诸葛亮有关呢。

三国时期，蜀国丞相诸葛亮为遵先帝刘备之志，恢复汉室，六出祁山与魏国交战。有年征战，时值六月，蜀军将士在又闷又热的恶劣气候下大批减员，战斗力大为削弱。诸葛亮见此情景，心情十分焦急，忙召集随军医生研究防治措施。由于大部队处于深山旷野，煎服汤药十分不便，随军医生们一筹莫展，苦于无良药。诸葛亮见此，忙打开自己随身带的真人传授之医书，对照名医所言，和随军医经过反复试验，终于研制出用药虽少，但既能外用又能内服的中药散剂。用这种散剂给患暑病的将士们治疗，一方面将散剂吹入其鼻腔内，一方面又令其内服，几天后，将士们的暑病就痊愈了。

第二年，蜀军中又发生暑病，随军医生还是用诸葛亮配制的这种中药散剂，给将士们吹服，结果部众皆愈。于是，军医们就将这种治疗暑病的中药散剂称为"丞相行军散"，社会上则称为"诸葛行军散"。后来，这张治疗暑病的名方传到魏国，魏人就将其易名为"武侯行军散"。"诸葛行军散"和"武侯行军散"为名方，一直在中医界沿用了1600余年，直到"文革"破四旧时，被改名为"行军散"，且一直沿用到现在。

隋炀帝"望冰止渴"

据说隋炀帝，整天过着花天酒地、荒淫无耻的生活。一个冬天的夜晚，皇宫内不慎发生了火灾，将几座富丽堂皇的宫殿焚毁，不少奇珍异宝顷刻被化为灰烬。这场意外灾祸使炀帝非常震惊和恼怒，他望着冲天的火焰，突然感到胸中十分烦躁和焦灼。

从这以后，炀帝便患上一种奇怪的疾病：头脑闷热不适，口里十分干渴，不分昼夜地呼唤着要喝水，一天几十杯水都止不住他的干渴。

满头白发的陈太医费尽心机，更换了不少药方，精心奉献了多种珍稀果品，仍然无济于事。炀帝大发雷霆，限他三天后拿出新办法来，否则格杀勿论。

陈太医拖着沉重的步子，愁眉不展地回到家中。跟随陈太医多年的老仆人在一旁为主人着急，当他探知整个事情的始末之后，极力向陈太医推荐说："奴才听说城外住着一位名叫莫君锡的医生，有独到的见解。我们是否去向他请教一下？或许能获得一点启发。"

陈太医一听如遇救星，连饭也顾不得吃，马上随着老仆人匆匆赶到莫君锡家。莫医生为陈太医礼贤下士的举动所感动，当即答应帮陈太医寻找良策。

莫君锡反复推敲，审度情势。他认为疾病的本质并不是因为缺水引起，而是由于受到大火的强烈刺激所致，所以沿袭补水液的老一套方法是无济于事的。经过再三琢磨，他终于设计出一套别具一格的治疗方案。

陈太医认为莫君锡的建议很有道理，返回宫廷后，立即吩咐人们在炀帝卧室的床头上、书桌上、窗台上及走廊上摆设了一些大大小小的盘子，盘子里盛着各式各样的冰块。另外在御泉边、假山上、花丛中、溪流旁，凡是炀帝经常出现的地方，也都放了形态不一的冰块和冰砖。

从那天起，炀帝不论走到哪里，也不论在干什么，都有形状不同的冰块呈现在眼前，令他心旷神怡。

每当炀帝凝视着洁白而寒凉的冰块时，总觉得像有一股清泉涌进了心田，将他胸中燃烧的火焰浇灭，顿时，只觉得无比的清凉和湿润，使他的头脑随之一阵清醒。于是他忘记了灼热，忘记了口干，只感到内心空前的舒适和宁静。当得知是莫君锡治好了自己的病，便将他召进宫中做了御医。

隋炀帝看画疗燥热

隋炀帝由于贪恋酒色，身体极度虚弱，为此他找了一些方术之人，做成方士大丹。这种方士大丹其实是种壮阳药，隋炀帝服用后心中燥热无比，御医治疗也不见效。隋炀帝一气之下，把这些御医砍了头。

御医莫君锡不但医术卓越，而且在绘画上也有很深造诣。他主动请缨，禀告隋炀帝说，皇上患的是"真水不足，龙雷之火上越"，用普通的药恐怕治不好，需用天池之水来灭掉皇上体内的火。接着莫君锡献上两幅画，让隋炀帝在他出去求药时，将画挂在一个安静的房间内，自己独自静静欣赏。这两幅画，一幅叫《京都无处不染雪》，隋炀帝看了此画，觉得心脾凉透、积热全消。另一幅是《梅熟季节满园春》，又看得隋炀帝馋涎欲滴，津液顿生，口干舌燥的感觉在赏画中竟不知不觉消失了。

过了几天，隋炀帝再去叫来莫君锡，跟他说看了他的画以后已经感觉好多了，是不是再喝了他求来的天池水就能全好了。莫君锡说，皇上这些日子整日精心赏画，看到梅林、飞雪，口津液涌出，其实这就是我所说的天池水，这些津液能够慢慢去除掉陛下身体内的火。现在您的病情不是已经好转了吗，只要再慢慢调养一段时间，自然就会痊愈。隋炀帝这才恍然大悟。

莫君锡运用的是一种条件反射式的暗示疗法。病人看到一些东西后自然产生心理变化，这种心理变化又演变成生理的反应，从而达到一种调节心智的作用。

唐太宗与"泥丸收神"

唐王李世民在一次作战中，打得不顺，连惊带吓，肝瘀火盛，整日神志恍惚、疑神疑鬼。在御医没办法的情况下，只好出榜招贤。一天，一个穷郎中揭了榜。他诊过唐王的脉后，提出要49个人，帮其制药。这49个人足足折腾了18天，最后用挖出的河泥做了一个大泥球。郎中向李世民交代："你要对着泥球不停地看，看到49天，泥球化尽，你的病也即全好。"李世民治病心切，真的集中精力看了49天。但时间已过，泥球不仅没消失，连一层皮也未脱。唐王大怒，要杀这个郎中。郎中说："您无须发怒，还觉哪里不舒服？"唐王活动一下筋骨，病完全好了。这时李世民才大彻大悟，向郎中打听名姓，并表示谢意。

原来这位郎中，就是天下闻名的孙思邈。他对李世民用的是"泥丸收神"治病法。

"泥丸收神"即是一种心理治疗。孙思邈认为，治病首先要治心。"心通"才会血通。今天我们讲的精神疗法，道理是一样的。治病首先要治疑。古书讲："疑心生暗鬼。"意思是说，遇事多疑，就会碰鬼。这个"鬼"一经缠身，就会使人失去理智，看什么事情往往都带一股无名火，带着一肚子气。我们知道，生气是致病的导火索，是养身一大忌，宽心则是体魄强健的核心。

唐太宗如何治"屁"

古籍《独选志》中记载了这样一件事，唐太宗李世民得了"气痢病"，控制不住地放屁，经多方治疗均无效，于是下了皇榜征招能治此病的神医。当时皇宫仪队里的一张姓人士揭榜献方，牛乳煎煮荜茇。这是他本人亲身试验过的，食后病除。太宗照此方食下，果然灵验。于是，他命令宰相魏徵提拔献方人五品官。宰相感到不妥，时过月余也未照办。后来太宗旧病复发，二次按此方食下，病又好了。太宗又想起提拔献方人之事，询问左右："这个献方人有功劳啊！为什么不见提拔他的官职呢？"魏徵听到皇帝责怪他，不安地说："不知该授他文职还是武职，所以拖延至今。"太宗生气地说："治好了宰相病的还可以授官三品，难道我当今皇帝还不如一个宰相吗？"并立即命令魏徵授予献方人三品文官。

这人献的原方是：牛乳250克、荜茇15克同煎煮，取汁一半空腹喝下，日饮一次。唐刘禹锡对这件事也做了记载，并说此方经过多次实验，对治疗虚寒内冷的病症很有效。

李时珍《本草纲目》中说：牛乳荜茇治"气痢"有效。他认为"气痢"是由于寒热不调引起。牛乳，性微寒，有补虚损、益肺胃、生津润燥之功效。荜茇，性热，有温中散热、下气止痛之效。用牛乳和荜茇一寒一热使阴阳得到调和，所以适用此症。

唐高宗头痛与刺血疗法

唐代有位著名医生叫秦鸣鹤，因其善用针灸治疗疾病，被唐高宗李治召进宫做侍医。

某日，唐高宗和皇后武则天在后宫里饮酒欣赏歌舞。忽然，高宗出现剧烈头痛，并觉得天旋地转……这可吓坏了得宠的武则天，她立即派人把秦鸣鹤请来。当秦医生用望、闻、问、切四诊确定了病情，便胸有成竹地断定：唐高宗患的是"肝风上攻"，引起了头痛目眩，必须抓紧治疗，首先在头顶放血才能治愈。这时，武则天大发雷霆，拍桌子对秦鸣鹤斥责道："胆大包天，天子头上岂容你小人乱刺，快来人把他推下斩首！"唐高宗心里寻思，头痛得如此厉害，若把他杀了，谁给我治病呢？急忙阻止武后说："让他试试看！"

秦医生拿出一支较粗的银针，找准穴位，立即在唐高宗的头部施针，放出少许紫黑色的血液。顿时，高宗的病霍然而愈，武后也喜笑颜开地代替皇上赏赐了秦鸣鹤。

其实，秦医生在唐高宗头上选取的穴位是"百会"。该穴是"督脉"在头部的重要穴位。又叫"三阳五会""天满"。因头为诸阳之会，督脉又是督一身之阳的。根据中医的经络学说，凡人体各部位疼痛皆由于经络气血不通畅而致，所谓"不通则痛"。秦鸣鹤用针刺放血调节了经络气血，使之"通则不痛"，因而高宗头痛得到"立竿见影"之效。

李后主死于何药

五代南唐最末一个皇帝李煜，世称"李后主"。在历代帝王中，他是最有才华的一个，又是结局最为悲惨的一个。

公元 975 年，李后主被俘降宋。囚禁中，他常思念宫阙，回忆往事。在一个中秋之夜，他仰望空中明月，触景生情，勾起了满腹的丧权之耻和亡国之恨，提笔写下："春花秋月何时了，往事知多少？小楼昨夜又东风，故国不堪回首月明中！雕栏玉砌应犹在，只是朱颜改。问君能有几多愁？恰似一江春水向东流。"这首词让宋太宗赵光义大为恼火，认为李后主想要复辟，于是赐给他"牵机药"自毙。李后主服了此药，腰直不起，头足相就，状如牵机而死。

那么，致李后主于死地的"牵机药"究竟是何物呢？其实就是中药马钱子。马钱子属马钱科，其种子性温，味苦，有大毒。中医用其种子成熟干燥后炮制加工入药，用微量，具有通经络、消结肿和止疼痛等功效。由于马钱子对中枢神经系统亲和力强、解离难，服过量会出现颈项僵硬、呼吸急促与困难，如不及时抢救，可因呼吸麻痹而死亡。李后主就是因为服用了大量的马钱子，酒助药力，引起强直性惊厥，全身抽搐而亡。由于马钱子中毒会出现全身抽搐，故而被称为"牵机药"。

赵匡胤与"地龙"

宋太祖赵匡胤登基不久，患"蛇缠腰"（带状疱疹），他的哮喘病也一起复发了。宫廷里的太医们绞尽脑汁，也没有治好他的病。一天，一位医官想起洛阳有个擅长治皮肤病的药铺掌柜，外号"活洞宾"，就推荐他给赵匡胤来治病。

"活洞宾"奉旨来到宫中，仔细看了赵匡胤的病情，只见环腰布满了豆粒大的水泡，像一串串的珍珠。赵匡胤摆出威严的样子问道："朕的病怎么样？""活洞宾"道："皇上不必忧愁，小民有好药，涂几天就会好的。"赵匡胤冷冷一笑道："许多名医都没有办法，你怎敢说此大话？""活洞宾"说："倘若不能治好皇上的病，小民情愿被砍头。"

"活洞宾"来到殿角打开药罐，取出几条蚯蚓放在两个盘子里，拌上蜂蜜，不久，蚯蚓即溶为液体。"活洞宾"用棉花蘸上这些液体涂在赵匡胤的患处，赵匡胤立刻感到全身清凉舒适。他又捧上另一盘药品请赵匡胤服下。赵匡胤惊问："这是何药？既可外用，又能内服！""活洞宾"怕讲出实话反而使皇上疑心不愿服用，便随机应变地说："皇上是神龙下凡，民间俗药怎能奏效？此药名曰'地龙'，龙补龙自有神效。"赵匡胤听了非常高兴，就把药汁服了下去。七天后，赵匡胤的疹消、喘止。从此，"地龙"的名声和功用也就广泛地流传开了。

宋高宗与中医养生

宋高宗赵构生于中原，得西北亢阳之气，禀赋向来充实。当身体不好时，就服蠲毒丸数百粒。太医见到此情形，个个缩颈伸舌，担惊受怕。宋孝宗也颇为父皇担忧，可是赵构照吃不误。

蠲毒丸是宋高宗御医王继先的家传方。王继先的祖先世代行医，从祖父起就居住在京都。以黑虎丹出名，因此号称黑虎王家。王继先原不在官中，有一年，宋高宗的头顶上长了一个疖子，妨碍戴帽，而参加郊祭的日期已经临近，太医又治不好，宋高宗心中非常焦急，忙下圣旨，急召民间医师。王继先应诏来到官中，看了宋高宗的病，笑笑说："圣上不用担心，过两天就会好。"果然，用药以后疖即消去，宋高宗如期参加了郊祭。又在南宋绍兴年间，宋高宗的母亲显仁太后年岁已大，身体常感不舒服，每当有病，便用王继先开的药方，往往是随治随好，疗效颇高，故而使她享了二十几年的"康宁"之福。这都是王继先的功劳。从此，他的名声响了，在官中的地位也提高了。针对宋高宗的病情和身体状况，王继先用蠲毒丸，屡用屡验。

元世祖纳"良药"和"忠言"

许国祯（1208—1283）出身于世医之家，博涉经史，尤擅医术。在忽必烈称帝之前，许国祯曾担任其随从医生参加征战，先后治愈忽必烈及其母疾，甚获信任。忽必烈登基为元世祖之后，许国祯被委任掌管"太医院"。据《文史·许国祯传》记载，许国祯既精于医药，又敢于据理直言。

伯撒王妃患目疾，经一位针灸医师针治后，视力受损，"世祖怒，欲坐以死罪"。许国祯知悉后，即向元世祖进谏：该医师"罪固当死，然原其情乃恐怖失次所致。即诛之，后谁敢复进？"元世祖听后认为有理，称赞说："国祯之言，可作谏官。"

某年，元世祖患足疾，许国祯诊视后，处方汤剂治疗。因汤药味苦，元世祖拒绝进服。许国祯即对元世祖面陈："古人言：良药苦口利于病，忠言逆耳利于行。"但元世祖仍拒服。元世祖足疾更加发作，急召许国祯诊治，并感叹地说："不听汝言，果因斯疾！"许国祯进一步提醒元世祖："良药苦口既知之矣，忠言逆耳愿留意焉。"元世祖听后甚喜，赏七宝马鞍。

由于许国祯的功劳，朝廷先后授以荣禄大夫、提点太医院使、礼部尚书等职。

许国祯还曾向元世祖上疏："慎财赋，禁服色，明法律，严武备，设谏官，均卫兵，建学校，立朝仪"等，也多被采纳。

朱元璋玉佩作药引

明代洪武年间，浙江萧山有个叫楼英的郎中，出身医药世家。他医术高明，有起死回生之术，方圆百里无人不知他的医名，人们都叫他"神仙太公"。

这年，当朝马皇后得了重病，御医百般诊治，病体仍未见好，朱元璋便颁旨遍召天下名医给皇后治病。不几天，朱元璋传旨宣楼英进宫。接到圣旨，他哪敢违命圣上，忙整装一路来到京城。

楼英一入宫，便先行拜见太医院的御医，打听马皇后的病情，所用何药。太医院的御医们圆滑世故，没把他这乡下郎中放在眼里。药方拿来一小沓，方中用药却大同小异，问及皇后病情，只是嗯啊，敷衍搪塞。楼英只好看那药方，见上面都是些人参、鹿茸、灵芝，料想马皇后必定已是病入膏肓，难以救治，才会用珍贵药材。等到第二天，楼英跟着太监来到马皇后病榻前，小心仔细地望、闻、问、切一番，皱着的眉头渐渐舒展开了。原来，以楼英看来，马皇后只不过是多食引起脾胃不和、痰浊瘀滞而已，只要用大黄、莱菔子一类极普通的药就可治愈。

楼英给马皇后诊过脉，心里有点糊涂了：这么个小病，堂堂太医院御医如云，怎会束手无策呢？看着药方，突然他小有所悟：这些药治病无益无害，但恰合皇后凤体之贵，若用些低廉药物，皇后若有闪失，追究下来，定将满门抄斩，难怪御医们个个小心谨慎！

此时，楼英左思右想，也不敢贸然下笔了。恰好，外面太监高声喊道："皇上驾到！"楼英急忙放下笔跪在一边。朱元璋走进来，说了声"平身"，便直奔马皇后病榻。楼英哪曾见过人间皇帝，看见朱元璋皇袍一块玉佩晶莹剔透，闪闪发光，心中不禁一动：我何不用皇上玉佩作药引抬高身份。想到这儿，楼英心下安稳了，提笔写道：莱菔子三钱，皇上随身玉佩作药引。朱元璋看了，马上解下玉佩，连同药方一起递给太监，吩咐道："即刻配药、煎药，小心伺候皇后。"

不一时，太监将药抓来煎好，服侍马皇后服下。加上进食清淡，几日之后便病体痊愈。

朱橚与绞股蓝

朱橚，明太祖朱元璋第五子，自幼好学，能辞善赋。明朝初期，庶草荒芜，民不聊生。朱橚考核可救饥馑的野生植物 414 种。证实其花实根干皮叶之可食者，分草、木、米谷、果、菜五部，逐一绘图说明，取名《救荒本草》，以备荒年充饥之用。该书刊行于 1406 年，在食疗与营养学方面有着相当大的贡献。被后人誉为"南方人参"的绞股蓝，首次被收录在此书中。

绞股蓝，味苦酸，性寒，生于山间阴湿处，我国黄河流域以南地区多有生长，以农历七八月采收为宜，药用全草或根状茎。别名有七叶胆、小苦药、遍地生根等。现代研究表明，绞股蓝含有人体需要的多种氨基酸、维生素及钙、铁、钾等多种微量元素。临床实验证明，绞股蓝不但有消除疲劳、增强食欲、镇静催眠、延缓衰老等保健作用。同时在预防与治疗高血压、高血脂、冠心病、糖尿病、哮喘、传染性肝炎、偏头痛等疾病方面也有显著作用。

民间有句俚语"北有长白参，南有绞股蓝"，说明绞股蓝与人参功效相仿。常将其加红糖水煎服，具有一定抗疲劳、促睡眠、提高记忆力的作用。

康熙资助"同仁堂"

中外闻名的北京"同仁堂"大药店的创建，据说是和清康熙皇帝分不开的。

相传，一次，康熙皇帝独自微服夜游，见京城一座房子里灯光还亮着，传出琅琅读书声，便好奇地敲门进去。正在秉烛夜读的主人马上站起来问道："先生驾临寒舍，有何见教？"康熙答道："学生深夜登门滋扰，请多包涵！"二人礼毕，一问，读书人叫赵桂堂，山东济南府人，他多次赶考仍是名落孙山，便在街上开一小药铺，边行医边攻读，准备大比之年再去应考。康熙举目细看，见架上不光摆满了药，还放着四书五经及《本草纲目》等医籍。赵桂堂请教来客尊姓大名。康熙称自己是一介无名书生，并把自己屡治不愈的奇病——浑身发痒、遍体起红斑点的症状告诉赵氏。赵氏让康熙脱去上衣，细看了一阵说："你没什么病。山珍海味吃多了，再加上长期多吃人参，火气太盛。我有草药，可治好瘙痒、退去红斑。"说着便给康熙取药，并告诉他用五斤大黄煮水放入缸内洗浴全身。

康熙告辞后拿药回宫，遵嘱洗浴，病很快好了。不久，又微服到赵桂堂小药铺相谢。他二人促膝而谈，倍感亲切。康熙劝告赵氏不要应考了，开个药店，广济世人，并提出资助他本钱，说道："上次欠你的药钱，今来还账。"他说着写了一张字据，盖上印章。让赵氏拿此字据到内务府衙门去拿钱。第二天，赵桂堂拿着字条，半信半疑地去内务府取钱。太监见条让他进内堂，并指着大堆银子说："赵先生，万岁有旨，你要多少银子只管取吧。"赵氏目瞪口呆，暗想："原来遇上了皇上！"他说。"我只要够盖一座药堂的钱，为京城百姓治病。"就这样，赵桂堂在康熙的资助下，很快盖起一座大药堂，取名"同仁堂"，与表弟乐秀才合营治店。因他无子嗣，同仁堂后由乐秀才的子孙继承，代代相传至今。

康熙戒补药

古之帝王大多偏爱补药，而康熙对补药则有所戒。对补药，他曾说过这样一段话："服补药大无益。药性宜于心者不宜于脾；宜于肺者不宜于肾。朕尝谕人勿服补药。药补不如食补。夫好服补药者，犹人之喜逢迎者。天下岂有喜逢迎而可为善乎？先年满洲内老人皆不服药，朕也从不服药。太皇太后、皇太后一生皆不服药，尔等当以是为法。"这段话，虽不无偏激，但从药理学的角度阐述了无病"好服补药"之弊，十分中肯，而且从人生哲理加以发挥，确实难能可贵。他57岁时，颏下有几根白须，曾有大臣进献滋补肝肾的乌须丸，而康熙认为乃多此一举，笑而拒之。

康熙与"坐汤疗法"

康熙主张通过积极的锻炼达到强身壮体的目的。他尤其重视"坐汤疗法"。满族习惯把温泉称为"汤泉"，把利用汤泉治疗各种疾病称为"坐汤"。清代自康熙帝以来，修建有著名的赤城汤泉行宫、遵化汤泉行宫和昌平小汤山汤泉行宫。

对于利用汤泉治病强身，康熙不仅积极提倡推广，而且还结合自己的切身体会，总结出一套系统的理论和方法。首先，他指明温泉沐浴对治疗皮肤病及一些慢性病有一定的疗效。其次，坐汤治疗要和海水泡洗相结合，才能更具治疗效果。第三，坐汤治疗要和饮食治疗相结合，饮食越多越好，切不可减食，但应忌羊、牛、鸡、鹅、鱼、虾及生冷之物。第四，病之轻重有别，坐汤之周期也不同。第五，坐汤四季皆可，尤以立春后效果最佳。

康熙与黄瓜

有一年夏天，康熙微服出访，碰上一个十五六岁的小孩拎着一筐黄瓜叫卖。康熙觉得有点口干，想买黄瓜解渴，可一摸口袋，兜里没有碎银，只好转身走了。由于天热，康熙越走越觉得口渴，无奈转身返回。小孩见了又是那位老者，就从筐里拿出一根黄瓜送给康熙。康熙咬了一口，真鲜啊！

康熙十分喜欢这个小孩，就说：我是做大买卖的，你做我的干儿子，跟我到京城去。咋样？小孩答道："我回去和妈商量一下。"

第二天，康熙来到老地方。小孩对他说："妈妈走亲戚没回来，等几天再说吧。"说完，又送给康熙两根黄瓜。一连几天，都是如此，到了第七天，康熙惊奇地发现缠扰自己多年的下肢浮肿竟不药而愈了。第八天，小孩回康熙的话，说妈妈同意他到京城做事。长大后，这个小孩当上了京官。

现代医学研究表明，生黄瓜含有丰富的钾盐，对患有心脏病、水肿病的人来说，多吃黄瓜大有裨益。可见，康熙皇帝连续七天食用黄瓜竟使下肢浮肿病得以治愈，是有一定道理的。此外，黄瓜藤、叶可疗心血管病、肝胆病及皮肤病。

雍正与人参汤

在《雍正皇帝》一书中多处提到"进参汤"。雍正本人困乏了或患了病时，就有太监或皇子弘历等为他捧献参汤。在召集大臣商议朝政时他偶尔也命太监"托着条盘上参汤，每人一碗"。对有功之臣张廷玉、李卫等有时也被赏饮参汤。当十三爷允祥病危时，太医们奉命疗治也曾采用"灌参汤"之法。可见参汤在当时的宫廷中已成为皇族的常用"万灵药"，甚至是像茶一样但更高贵的"饮品"了。

正如其他药物一样，人参作为一味中药，有其严格的适应证与禁忌证，需要根据病人的不同情况采取不同的用法和用量，不可当作滋补品和保健饮料盲目大量或长期服用。滥用人参会造成人参中毒或"人参滥用综合征"。雍正本来性格孤僻、阴沉、持重、藏而不露，登基后出现烦躁不安、焦灼暴怒、脸色发青等症状，甚至"五脏六腑燃烧起来""连眼睛都烧得血红""双手神经质地颤抖"。这些表现都符合"滥用人参综合征"。当然，雍正过于劳累，心力交瘁也会对身体带来不利影响，但不至于如此严重。后来，他又服用"丹丸"，人参中毒又加上汞中毒，导致暴卒，年仅 58 岁。

康熙、乾隆对人参的不同认识

乾隆皇帝是康熙宏绩伟业的忠实继承人。他对康熙的遗训无不言听计从，遵其旧制，加以发扬光大，开创了清代的鼎盛时代。然而，在对药中之王人参的认识上，他们的意见却完全相左：康熙对人参并不十分看重，不仅下令"将库存人参除留 200 斤外，其余全发交曹寅变卖"，以充实国库，而且责怪曹雪芹的祖父——曹寅突患疟疾，是由于长期服用人参误补引起的。但是乾隆皇帝却反其道而行之，对人参推崇备至。他不仅写了"咏人参"的诗，说它"功著医经著大端"。而且他本人也极爱吃人参，垂暮之年更是把人参当成须臾不可缺少的补品。

康熙与乾隆有关人参的分歧是事出有因：乾隆寿至耄耋，疾病缠身，故不得不求助人参来延年增寿。而康熙之所以持完全相反的意见，则是因为他亲政时年少，又崇尚武功，身体一直十分健壮，尚不需要以人参来补虚强壮。这就告诉人们必须以全面的观点来看待补益佳品人参：既要深入了解它的药理功效，又要正确掌握它的适应证，懂得所益所忌，在应用时才能做到有的放矢，使药尽其效。

乾隆与龟龄集

乾隆 83 岁那年，在皇宫中曾经接见了一位高鼻梁、蓝眼睛、白皮肤的外国人，他的名字叫马嘎尔尼，是英国的使臣。

马嘎尔尼晋见乾隆之前，曾经听说乾隆虽已年过80，但仍然身体强壮，有些半信半疑。

这一天，马嘎尔尼见了乾隆。马嘎尔尼盯着乾隆，左看右瞧，怎样也不相信，这位皇帝是83岁高龄。

马嘎尔尼壮着胆子问道："请问皇帝陛下，您为何长得如此年轻？有何秘方可以赐教？"

乾隆乐哈哈地回答道："使臣先生，是不是很想知道中华养生的一些奥妙？"

马嘎尔尼点头称是。

乾隆又微微一笑说："中华养生的学问可大着呢！使臣先生如有兴趣，不妨与御医作些详谈。至于朕本人，养生方法主要是坚持两条：一是'十常四无'，一是爱服'龟龄集'。"

马嘎尔尼问何为"十常四无"？何为"龟龄集"？乾隆推辞说待日后方便时另行为解。

马嘎尔尼此次晋见乾隆，收获极大。带着喜悦的心情，在他的日记中写了下列文字："观其风神，年虽八十三岁，望之如六十许人，精神矍铄，可以凌驾少年。饮食之际，秩序规则，极其严肃，殊堪惊异。"

乾隆所服"龟龄集"，乃是中华传统医学中一种补肾填精、壮阳培本的长寿药方。方中，既有补肾阳的鹿茸、肉苁蓉、补骨脂、锁阳、海马、淫羊藿等药，又有滋肾阴、填肾精的生地黄、熟地黄、枸杞子、菟丝子、天冬等药。此方历史久远，功效奇特。尤其对中老年人肾气亏损更为适宜，其显著疗效更为稳定。乾隆长期服用，觉得其强身健体、抗衰益龄作用奇特，所以，十分关心龟龄集的制作、保管和使用情况，而且还把龟龄集赐给文武大臣，在众人面前时常盛赞龟龄集抗衰益寿的疗效。

乾隆与胎盘

乾隆皇帝在料理完朝廷正事之后，尤喜翻阅医经医籍，对中国古代的养生延年之术颇有研究。看得多了，自己滋生出想亲自调配一些养生制剂供自己服用的念头，一来验证一下是否灵验，二来以求长生，可尽享人间荣华富贵。然而，那时候皇帝也不是很自由的，龙体健康与否是御医御膳的头等要事，马虎不得。况且宫廷清规戒律繁杂，皇帝是不可能有机会调制补品的。乾隆凭他丰富的阅历，想到了胎盘这个珍贵又营养的健身补品，就利用他至高无上的权力，密令心腹，想方设法从民间搞到新鲜胎盘。经过烹调加工成美味佳肴，混入宫来，独自享用。

这一秘密一直不为外人所知，直到乾隆驾崩才得以揭开。人们终于明白，乾隆竟寿至八十八，与他长年服用人体胎盘有关。

乾隆健身与枸杞

《清史演义》一书中有这样一段记述：乾隆十五年秋患病，经御医调治后病好转，但仍感身体疲惫不堪、两目昏花。一天早朝后，问体仁阁大学士宰相刘墉有何妙法可健体强身。满腹经纶的刘墉说："圣上可用枸杞与粳米煮粥每天服一碗，日积月累可收功。"乾隆大喜，遂命御膳房调配，进食月余后，乾隆即感头脑清醒、双眼明亮、身体轻松，见刘墉后连称奇，命太监赏黄马褂一件，朝靴一双，后乾隆将枸杞粥赐封为"宫廷药膳"。

《神农本草经》记载，谓其能治内热、消渴、风湿等病。久服坚筋骨、轻身不老、耐寒暑。后世医家指出，它能补精神气不足，易颜变色，明目安神，令人长寿。枸杞的服食方法也有多种。古人正月采根，三月采基，五月采叶，七月采花，九月采子，十一月采根，分别在次月服食。也有头花实根基叶一并作煎的，或单用其子煎膏，其功效大不相同。《外台秘要》又将枸杞制酒。刘禹锡《传信方》以枸杞煮粥，治疗劳损。甄权《药性论》又将枸杞"作饮代茶"，认为能"止渴、消热烦、益阳事"。

慈禧太后的长寿药

慈禧一生体弱多病，早年患有月经病、带下病，后又患上了失眠健忘、惊悸多梦、气短身软、足心发热等病，晚年尚有胃口不旺、大便溏薄、咽干、皮肤瘙痒等病症，但她却活了73岁，比当时人的平均寿命50岁左右长出不少，其保健要诀是长期比较适当地服用了长寿补益药。

慈禧太后经常服用的补益药一般都制成膏剂或丸剂以便于保存，在《慈禧光绪医方选议》一书中所选用的13个内服方中，共使用的64种药物有75%以上是医书中列为上、中品的药物，上品药无毒且能强身益气和不老延年，中品药也有很好的扶正祛邪作用。在慈禧服用的药方中，使用频率最高的药物是茯苓、白术、白芍、砂仁、香附、人参6种主药。此外，慈禧太后还经常外用长寿补益药，制成膏药外敷，循经取穴贴敷肚脐和腰部，达到增强机体免疫力、提高抗病抗寒能力的目的。

慈禧命终之时为何酷爱白菜汤

1908年秋末冬初，病入膏肓的慈禧，一直靠着白菜汤维持奄奄一息的生命。慈禧太后一辈子饮食极为讲究，为何反倒在生命垂危时刻吃起了清汤寡水的家常熬白菜呢？

原来，此时的慈禧太后一直高烧不退，且口干舌燥、咳嗽痰多、心慌怕冷，以致呼吸困难、上气不接下气。其症状与现代医学的老年性支气管肺炎并发呼吸衰竭十分相似。深懂药食同源的慈禧太后，在了解到"将大白菜熬汤内服，能减少痰液分泌、止咳嗽，且对高热不退有较好的辅助治疗和扶正药效"之后，方对其服食产生了强烈的依赖。

扁鹊称谓的由来

扁鹊姓秦，名越人，渤海郡郑（今河北省任丘市）人，春秋战国时期名医。

青年时代的扁鹊，随一位名叫长桑君的良医学习医术。长桑君发现扁鹊是一个诚恳勤奋、为人正直的青年，就把自己的医疗经验和珍藏多年的药方传授给他。扁鹊刻苦地学习了十几年后，成了一位能"心见五脏症结"的杰出医生。他曾在今陕西、山西、河北一带行医，为当时劳动群众解除疾苦。

扁鹊行医于民间，"周游列国，随俗为变"，为满足群众需要而施展自己的医术。当他行医来到赵国的都城邯郸的时候，发现当地的人关心妇女，他就在那里做了"带下医"（妇科医生）。后来他行医路经雒阳（今陕西洛南）时，看到那里的人们非常尊重老人，于是又做了"耳目痹医"（五官科医生）。最后扁鹊行医到达秦国的都城咸阳，看到秦国人民非常"爱小儿"，所以，扁鹊便又在那里做了"小儿医"（儿科医生）。他游历了大半个中国，积累了相当丰富的医疗经验，成了一名集多种医术于一身，兼通临床各科的能手。秦越人之所以被人们称为"扁鹊"，是指他行医走遍半个中国，足迹很广，为解除人民的疾苦，像喜鹊一样，给人们带去吉祥。

扁鹊故里的传说

河北内丘县城西22公里处，峻伟秀丽的太子岩脚下有个神头村，传说这里是古代名医扁鹊采药行医居住过的地方。至今，这一带流传着许多扁鹊的动人传说，也保留着不少扁鹊的遗迹，尤以历史悠久、规模宏伟的扁鹊庙著称。

《顺德府志》载："鹊山庙者，祀扁鹊也。"扁鹊周游晋国时，治愈了晋国大夫赵简子昏迷五天不省人事的怪病，既以中丘之蓬山赐地四万亩，此后，扁鹊常在这里居住采药，给人治病，深受人们爱戴。后人感念他的恩德，在这里修建寺庙，树碑立石，谓之神应鹊王。

在鹊王庙前的碑楼前，有一块充满神话色彩的透灵碑。传说它有求必应，只要求医的人站在碑前，向神医祈祷，患者的五脏六腑就会映照在透灵碑上，神医会依此开出处方，医治顽疾。

这座透灵碑是用整块汉白玉雕成，碑面光亮可鉴，碑文也依稀可辨，上面记载着扁鹊"乃游四方，随俗为变"，深入民间为民除疾的事迹。

扁鹊庙向北约1公里，还有"涮肠沟"和"石炕"的遗迹。传说太子跟随扁鹊上山采药，太子突然患起"绞肠"，腹内疼痛难忍，扁鹊就地以大青石作手术台，为太子做手术，他把肚肠取出来，在山沟泉水中冲洗，又重新接好，使太子病愈。从此人们把冲洗肚肠的小溪称为"涮肠沟"，把当作手术台的大青石称为"石炕"。

扁鹊高尚的医德、高明的医术引起了秦国太医令李醯的忌妒，他自知医术和扁鹊相差甚远，便对扁鹊下了毒手，派人把扁鹊杀害于秦都咸阳，人们满怀悲痛，不远千里，把扁鹊的头颅悄悄偷出咸阳，运回内丘，埋葬于蓬山脚下。为纪念扁鹊，所葬之地焦子村和狼家庄两个小山村合二为一，取名神头。

扁鹊的医术

公元前5世纪，扁鹊行医到了虢国，听说虢国的太子病死，扁鹊到宫廷门前，打听病情，知道死去未过半日，便向宫廷门人自报家门："请禀报说我是齐国的秦越人，未曾一望虢君的尊容，听说太子不幸死去，我有办法能使他活过来。"宫廷门人说："先生该不是哄我吧？你凭什么说可以使太子起死回生呢？"扁鹊说："我秦越人不需要等到给人切脉，只要听病人的声音，审察病人的体态，就能说出疾病所在的部位，据此可推断千里远的病人的吉凶。你觉得我的话说得玄，请去试诊太子，会了解到他的耳朵有鸣响声，而且鼻翼在扇动，顺着太子的两条腿抚摩到阴部，应当还有体温。"

虢君得知此讯，大为惊讶，马上来到宫廷的中门接见扁鹊。扁鹊安慰说："您太子的病，是常说的'假死症'。是由于阳气下陷入阴，脉络被阻塞，身体上部络脉的阳气已经断绝，下部枢纽的阴气已经破坏，所以身体像死人的形状，其实太子没有真死。"说罢，用针刺百会穴，一会儿太子苏醒了。进而用药调适阴阳气血，太子二十天就康复了。由此天下人都知道扁鹊能使死人复生。而扁鹊说，这是他本身有活过来的生机，我只不过促使他恢复起来罢了。

扁鹊的回答

魏文王问名医扁鹊说："你们家兄弟三人，都精于医术。到底哪一位最好呢？"

扁鹊答说："长兄最好，中兄次之，我最差。"

文王再问："那么为什么你最出名呢？"

扁鹊答说："我长兄是防病于病情发作之前。由于一般人不知道他事先能铲除病因。所以他的名气无法传出去，只有我们家的人才知道。我中兄治病是治病于病情初起之时。一般人以为他只能治轻微的小病，所以他的名气只及于本乡里。而我扁鹊治病，是治病于病情严重之时。一般人都看到我在经脉上穿针管来放血、在皮肤上敷药等大手术，所以认为我的医术高明，名气因此响遍全国。"

文王说："你说得好极了。"

扁鹊实施换心术的传说

鲁国的公扈和赵国的齐婴两个人有了病，同时到扁鹊处求治，经过扁鹊的精心诊治，二人不久就全都治好了。扁鹊对他们说"你们所得的病，都是邪气从外影响了脏腑所造成的，用药物或针石就能治好，现在你们身上还有一种与生俱来的疾病，它随着你们的生长而越来越明显，不如现在就给予治疗，你们看怎么样？"二人都非常诧异，忙询问道："我们还有什么病，希望您能先说说这种病的情况和症状。"扁鹊对他们说："公扈志强而气弱，所以长于谋划而少决断；齐婴志弱而气强，所以不善于出谋划策而多独断专行。如果能把你俩的心交换一下，那你们两个人都将成为最完美的人。"二人听后觉得有理。于是扁鹊就让他们喝下特制的麻醉药酒昏迷三天，剖开他们的胸部，取出他们的心脏，相互交换后再安放上去，然后再敷上神药，等他们醒来并调养数日，就恢复到原来的模样。

二人便辞别神医扁鹊各自回家。但由于二人换了心脏，思维产生了错位，结果是公扈回到了齐婴家，与齐婴的老婆孩子同居，而齐婴的老婆孩子并不认识他；齐婴却回到了公扈的家，与公扈的老婆孩子生活，而公扈的家人也同样不认识他。于是两家人因此打上了官司，闹上了公堂，并要求神医扁鹊辩解证明，讲清了事情的缘由。至此这场官司才得以平息。

张仲景襄阳拜师

相传张仲景年轻时就为民医病了，而且在南阳一带颇有名气，但他并不满足，还是遍访名医，登门求教。

有一年，张仲景的弟弟要到外地去做生意，临行时，弟弟让哥哥替他把把脉，看一下他这次出远门，在外地会不会有大病。

张仲景诊过脉后告诉弟弟，没有大的证候，只是在明年要长一个"瘩背疮"（瘩背疮是发于腰背两边的疽）。于是张仲景给弟弟开了一个方子，嘱咐弟弟到疾病一发，就吃这种药，吃了药后，瘩背疮就会转移到屁股上，不会有危险了。并一再叮咛，如果谁能认识这个疮，就捎信给哥哥。

弟弟在湖北做了一年生意，第二年到了襄阳。在那里果然发了瘩背疮，因为有了哥哥的药，他一点也不惊慌，从从容容地吃了早已准备好的药，疮真的移到臀部了。遵照哥哥的话，他遍访襄阳的医生，结果有人说是疖子，有人说是毒疮，莫衷一是。只有一个号称"王神仙"的老大夫看了后，禁不住笑了起来，说："这本是个瘩背疮，是谁把它挪到屁股上了？"

"是我哥哥。"

"那为什么不让你哥哥治呢？"

"远水解不了近渴，他远在南阳，还是求老先生给我治治吧！"

经过王神仙的治疗，不久，弟弟就痊愈了。他很高兴，立即就给哥哥写了信。

张仲景接到信后，马上出发到了襄阳。第二天起，王神仙的"同济堂"中就多了个小伙计——为了学到真本领，张仲景隐姓埋名，自愿从药工开始做起。张仲景并不把做药工当成屈才，他认真虚心地学习王神仙的方法，努力去发现与自己的不同之处，细心去琢磨各自的优缺点，因此他干得又快又好，不久他就从炮制药材调到柜台抓药，这使他有了更多的机会接触王神仙的药方，王神仙也有意让他摸脉开方。王神仙耐心地教，张仲景虚心地学，还把学习的体会都总结出来，认真思索。这样经过了一年，但张仲景的本来面目还是暴露了，事情是这样的：

一天王神仙给一个肚里有虫的病人开方，方中有藤黄，病人老父亲来取药。张仲景感觉有问题，但师傅又不在，只好先取了药让他拿走。王神仙回来后张仲景告诉师傅：

"一会儿，病人的父亲还会回来的。"

"病人已经治好了，他父亲怎么还会再来？"王神仙觉得奇怪。

张仲景说："请师傅允许学生直说，藤黄虽然有毒，但要足量才能把肚里的虫毒死，现在的用量只能把虫毒晕。等虫醒后，一定会四处乱窜。病人会痛得满地打滚，这样就更危险了！"

王神仙听了将信将疑，忽然病人家属急急忙忙跑了回来，还喊着："王先生，快救命吧，我儿子现在正痛得死去活来。"

王神仙感到束手无策，张仲景自告奋勇替师傅去了病人家里。

张仲景取出银针，在病人腹部扎了3针，病人大叫一声，昏了过去。病人的父亲吓坏了。张仲景却笑着说："好了，虫被治住了。"话没说完，病人就呻吟了两声，苏醒过来。张仲景又开了泻药让病人吃了，打出一条像蛇一样的寄生虫，虫的头、尾、腹各有一个针孔。

病人完全好了，他和父亲向张仲景千恩万谢。王神仙也喜出望外，突然好像想起了什么，问道："你认不认识南阳的张仲景？"

"正是学生。"

"不敢当。没想到你医术这么高明，还……"

"学无止境嘛！我从师傅身上学到了不少东西。"

以后张仲景回南阳去了，但他还常常和王神仙相互切磋医术。

张仲景诊疾料如神

公元197年，张仲景在修武县行医的时候，结识了大文学家王粲（字仲宣，为建安七子之一），当时王仲宣年仅二十多岁。通过长时间的交往，张仲景发现王仲宣的气色不正，就对他说："您现在身上有病，是一种潜伏期很长的病，应该及早治疗，否则，到您四十岁的时候就会眉毛脱落，到那时就不容易治了，并且还会危及生命。"并说："如果您现在服用我的五石汤，则可以防止该病的发生。"王仲宣听了，很不以为然。认为张仲景不过是有意炫耀医术，根本没把张仲景的劝告放在心上，但因碍于情面，就取了中药，放在家中，没有服用。过了三天，张仲景与王仲宣又相聚在一起，问王仲宣，服药了没有，有什么感觉，王仲宣不便讲明，信口答道："我已经服过了。"张仲景听后摇了摇头说："我看您的面色、证候根本不像服过汤药的样子，您为什么这样轻视自己的生命，讳疾忌医呢？"可王仲宣凭着自己年轻体健，仍满不在乎。公元217年，王仲宣四十一岁的时候，果然眉毛脱落，但后悔为时已晚。又过了半年，就命归黄泉，终如张仲景预料的那样。

张仲景用羊肉饺子治冻耳

有些地方冬至有吃饺子的习惯，据说就是为了纪念张仲景用羊肉饺子治冻耳一事。

张仲景在长沙为官时，常为百姓除疾病。有一年当地瘟疫盛行，他在衙门口垒起大锅，舍药救人，深得长沙人民的爱戴。张仲景从长沙告老还乡后，走到家乡白河岸边，见很多穷苦百姓忍饥受寒，耳朵都冻烂了，他心里非常难受，决心救治他们。

张仲景仿照在长沙的办法，叫弟子在南阳东关的一块空地上搭起医棚，架起大锅，在冬至那天开张，向穷人舍药治伤。张仲景的药名叫"祛寒娇耳汤"，其做法是用羊肉、辣椒和一些祛寒药材在锅里煮熬，煮好后再把这些东西捞出来切碎，用面皮包成耳朵状的"娇耳"，下锅煮熟后分给乞药的病人。每人分到两只娇耳、一碗汤。人们吃下祛寒汤后浑身发热，血液通畅，两耳变暖。吃了一段时间，病人的烂耳朵就好了。

中医认为，冻耳多为素体阳气不足，外寒侵袭，阳气不伸，寒凝血瘀所致。因此在治疗上常以温经散寒、活血化瘀为主。冬季寒邪多伤人阳气，而羊肉性温，有补气、温肾壮阳的作用。

张仲景察脉捉贼

张仲景不仅医术精通，擅治百病，他在任长沙太守期间，为官清廉，断案如神，深得民心。

一次他微服私访，体察民情，走到一小镇，见一客栈门前围着许多人，吵吵嚷嚷。原来昨夜住店的一客人银子被盗，正闹着让店主赔呢。店主想报官，又怕事情闹大了影响生意；赔吧，数目又不小，急得百爪挠心，没了主意。张仲景走上前去，安慰店主说："事已发生，急也没用，关键是把贼抓住。"店主说："道理我懂，但天下之大，小偷脸上又没写字，怎么捉法？"

张仲景没回答店主的话，而是在店的四周转了一圈，然后胸有成竹地说："贼就在你的店里。"于是，他令店里伙计及客人都站好，然后说："偷银子的人是被鬼迷住了心窍，谁偷的自己说出来！"可是无人承认。张仲景接着又说："你们不说，我只好用师傅教的牵腕拿鬼术了！"说着嘴里念了一通谁也听不懂的咒语，接着就挨个牵起腕来，当转到一个人面前牵起他的腕，张仲景突然说："有鬼还不说，银子就是你偷的！"那人吓得"扑通"一声，跪在地上直求饶，原来是店里的一名伙计。

张仲景真的会拿鬼吗？不是。他牵腕是假，搭脉是真。由于偷银子者心虚惧怕，脉搏加速，因此不难识别。张仲景把医学知识巧妙地运用到断案上，不愧是一代医圣。

神医华佗

华佗是我国历史上东汉末年的杰出医学家，因医术高超，在民间一直被奉为"神医"。《三国志·华佗传》记载有这样一个故事：

曹操手下的李将军之妻病重笃急，请求华佗来诊视，切脉以后，华佗断言此乃腹腔中有胎未去。将军颇不为信。回答说："确定怀孕，但已生产，胎儿已去。"于是不以为然。华佗明确告诉他们："从脉象来看，腹中有胎未去无疑。本来应生双胎，一胎先出，出血过多，后一胎未来得及出生，妊妇不知晓，助产的旁人也不明白，没有接生，胎儿未生产，死于腹中，故血脉未归于正常，胎儿附着于母腹，变生此疾，当服汤药，配合针刺治法，死胎方得以出。"针灸之后，妇人腹腔痛急如欲生产，华佗说："此死胎久枯，不能自出，须施手法探取之。"后果然得一男胎，手足完具，色黑，约尺余长。

华佗与曹操同处一个时代，曹操患头风，发病时心乱目眩，苦不堪言，华佗针其膈俞穴，往往应手而愈。然而此疾不得根除，时而复发。为此，曹操将他召至军中，随从侍奉，而华佗却心所不愿，借妻病以为托词，返回故里，且逾期不归。曹操数次差人传书催他返回，华佗不以为动，曹操大怒，派遣人将华佗逮捕入狱，拷问审讯。曹操的谋士为之求情："华佗医术实在高明，人命所悬，宜宽恕之。"曹操怒气未消，严词回绝："不必担忧，难道天下就无人与他相比！"华佗就这样被曹操在狱中处死。临刑前，华佗拿出医书给狱吏，告诉他："此书可以救治病人。"但狱吏畏惧而不敢接受，华佗也不勉强，投入火中焚烧了书稿。

华佗死后，曹操头风病复发，左右众多医生均无法解除他的病痛。曹操无奈道："唯华佗能治愈我的顽疾，但他有意不为我彻底医治，凭借他的才能来与我对抗，我不杀他，他也不会为我断此病根。"后来，曹操爱子患病深重，眼见他活活死于非命，曹操最终叹曰："吾悔杀华佗，令儿死而无救矣！"

华佗超群的医术受到历代的颂扬。后人以各种形式景仰他，有一部著名的中医古籍《中藏经》（以讨论脏腑辨证为主要内容），就托名题为华佗撰著。元代著名书法家赵孟頫曾手录此书，有写本传世。华佗医名至今依然妇孺皆知。

华佗拜师

一天，离华佗家不远的邻村，有个名叫秀姑的妇女上山砍柴，不慎被岩蜂螫了头部，顿时皮肤发红，头脸肿胀，剧痛难忍，家里人便请来华佗诊治。华佗采取望、闻、问、切等法诊脉之后，对症开处方：外用人奶点擦患处，又用黄连、金银花、夏枯草、冰片等捣碎外敷患处，以治其伤。内服"败毒散"以攻其毒。可是病人服用之后，病情非但不见好转，反而加重了，终日躺在床上，喊痛不止。华佗愕然了：这是驱毒治病的良药呀，为何不能治愈，反而使病情恶化了呢？

这天，华佗来到嵩山寺，见寺内无人，庙门紧闭。他推开门，走了进去，见苍松翠柏丛中有一凉亭多年失修，破败不堪，布满蛛网。只见一只黄色雄蜂被亭角米筛大一面蛛网缚住，左挣右突，难以脱身。那体壮个大的蜘蛛慢慢爬过去，想一口吞掉它，却被黄蜂狠狠螫了一下。蜘蛛中毒，坠落石上，把身子缩成一团。它痉挛了几下，慢慢爬向滴水青苔。奇怪的是，好像那青苔使它消除了病痛，不一会儿又重振奋精神，爬向蛛网，再与黄蜂搏斗。然而它又再一次被蜂螫跌落，中毒痉挛，再挣扎着爬向青苔……

如此反复多次，蜘蛛终于战胜了黄蜂，饱餐了一顿。华佗看着，看着，似有所悟，愁眉顿展，两眼发亮。他大步走上前去，向蜘蛛低头便拜，口里恭恭敬敬地说道："蜘蛛呀蜘蛛，你是我的老师！感谢你给了我驱毒治病的良方，济世救人的妙药。"他喜滋滋对石上青苔注视良久，便急匆匆朝秀姑家奔去。

　　他来到秀姑家，取青苔敷于病人患处，果然毒散伤愈，身体康复。此事对华佗触动很大，他感慨不已，遂赋诗自勉："山外青山楼外楼，医学似海无尽头。莫道身有回春术，故步自封愧且羞。"

华佗妙艺救关羽

　　关羽在襄阳水战时大捷，可是，在激战中，被曹仁的乱箭射中右臂，箭毒入骨，生命垂危，后来华佗为他刮骨疗毒。后人为此而写了一首"刮骨疗毒"的诗来咏赞：

> 治病须分内外科，
> 世间妙艺苦无多。
> 神威罕及唯关将，
> 圣手能医说华佗。

　　"关羽刮骨疗毒"是《三国演义》中写得十分精彩的章节之一。因为关羽功绩卓著名传华夏，华佗对疑难杂症能妙手回春，所以这千古流传的故事几乎是家喻户晓。诗中的两个人物都是咏赞的对象。可谓平分秋色。患者是武艺超群的关羽，当华佗给关羽施术时，关羽凛然不惧，睁眼伸臂让华佗割开皮肉，用刀在骨上刮得悉悉有声，帐上帐下见者皆掩面失色；医者是三国大名鼎鼎的华佗，当年曾医治周泰，妙手回春，为治疗毒伤积累了丰富经验。现在为关羽刮骨疗毒，未费吹灰之力，便手到病除，致使关羽赞叹说："先生真神医也！"作者在这首诗中用三句写华佗，其中"圣手能医说华佗"一句评价极高，一个"说"字写出了人们对华佗医术的无限向往。

　　关羽在接受刮骨疗毒毫无痛苦，是因为服了华佗发明的止痛剂——麻沸散。麻沸散的主要成分是曼陀罗，它的麻醉作用十分明显，世界上一些国家也曾认识到麻沸散的麻醉作用。它适用于全身各种部位的手术，对头面部、四肢、脊柱的手术，特别是较大的创伤。手术时间较长，不需要肌肉完全松弛及伴有休克时，应用更为优越。现代医学对此药的功效也加以肯定，认为效果确定，适应证广泛、安全、方便。近代西方医学者认为华佗是古代东方医学的杰出代表，可与西方医学之父希波克拉底相媲美。因此，诗中"世间妙艺苦无多"，是说三国时期良医苦少，妙医难求，即使今天人们也希望更多的华佗再世，为患者解除痛苦。

华佗论健身

公元 198 年，华佗年事已高。但是，他的身体非常健康，眼不花，耳不聋，思维敏捷，行动灵巧，看上去和青壮年差不多。有一天，他的一个学生来拜访。学生名叫吴普，见华佗身体格外健壮，就问道："老师，你年事已很高，怎么身体还能这样强健呢？我看见许多和您同岁的人，还有很多比您年龄小的人，都走不动了，耳聋眼花糊涂了。您却这样健康，有什么妙法呢？"

华佗很高兴，兴致勃勃地向学生传授健身经验。他说："健身，首先在一个'动'字上。人的身体在于不停地活动，越动越灵，越动越强，不动则散，散而则败。人体只要不停地动，吃进的养分就能被身体各部分吸收，血脉也能畅通无阻，能够预防各种疾病。把人比作门轴，门轴经常转动，越转越灵活。若不转动，门轴就会腐烂，生虫子。"吴普听着，连连称赞讲得有理。华佗又接着说："明白了'动'字的道理，不会动也不行。我的动有五个要素，叫作五禽戏，就是虎、鹿、熊、猿、鸟。"吴普听不懂。华佗说道："咱们去门外，我一边说一边给你做动作，你就懂了。"于是，华佗把吴普带到门外，一边做动作一道："虎，取之猛也，甩臂，踢腿，要有劲。鹿，取之巧也，手脚行动要灵活轻巧。熊，取之懒也，动手，动脚转身都缓而沉。猿，取之跃也，要做攀登运动，跳跃运动，活动全身。鸟，取之飞也，要练习轻功，手臂、脚腿都能轻飘而动。"教完动作，华佗又把吴普带回房中，意味深长地说："不少人都向我求教过健身法，我从不保守，都尽心传授了，可是很少有人办到。为什么呢？不是道理没听懂，也不是五禽戏动作没学会，都是由于没有持之以恒。一切学问懂得了，会用了，不坚持去做，和不懂是一个样啊。"吴普说道："老师，您放心吧，我这个学生不是言而不行，只要从您这里学下东西，就一定去做。"华佗很满意，特意把吴普留下，吃了一顿饭，才让吴普离开。

吴普回到家中，牢记着华佗的教导。每日闻鸡而起，一个一个练习五禽戏的动作，练熟之后，又对自己约法三章：早不练功不着衣，晚不练功不上床，午不练功不进食。他怕自己办不到，专门请妻子做监督人，妻若发现他违章，就按章惩罚。因而，在妻子监督下，不论风天雨天、酷暑寒冬，吴普都把五禽戏健身法坚持下来了。

由于吴普坚持五禽戏健身法，他的身体越来越健康。后来，他年事很高，还能去各地行医，为人治病。直活到 100 岁高龄时，仍然耳聪目明、牙齿坚固，没有其他疾病。最后瓜熟蒂落，安然去世。

华佗与茵陈

相传，有一个黄疸病人，找到华佗："先生，请你给我治治吧。"华佗见病人得的是黄疸，摇了摇头说："眼下医生们都还没找到治黄疸的办法，我对这种病也是无能为力呀！"半年后，华佗又碰见那个人。谁想这个病人不但没死，反倒变得身强体壮，满脸红润了。华佗大吃一惊，急忙问道，："你这病是哪位医生治好的？"那个人答道："我没请先生看，病是自己好的。"华佗不信："哪有这种事！你准是吃过什么药了吧？""药也没吃过。""这就怪了。""哦，因为春荒没粮，我吃了些野草。""这就对啦！草就是药，你吃了多少天？""一个多月。""吃的是什么草啊？""我也说不清楚。""你领我看看去。""好吧。"他们走到山坡上，那个人指着一片野草说："就是这个。"华佗一看，说道："这不是青蒿吗，莫非能治黄疸？"嗯，弄点回去试试看，于是华佗就用青蒿试着给病人下药治病，但一连试了几次，病人吃了没一个见好的。华佗以为先前那个病人准是认错了草，便又找到他询问："你吃的是几月里的蒿子？""三月里的。""唔，春三月间阳气上升，而草发芽。也许三月的青蒿有药力。"

第二年开春，华佗又采了许多三月间的青蒿试着给患黄疸的人吃，这回可真灵了！结果吃一个，好一个，而过了春天再采的青蒿就不能治病了。为了把青蒿的药性摸得更准，等到第三年，华佗又一次做了试验，他逐月把青蒿采来，又分别按根、茎、叶放好，然后给病人吃，结果，华佗发现，只有幼嫩的茎叶可以入药治黄疸，为了使人们容易区别，华佗便把可以入药的幼嫩青蒿取名叫"茵陈"，他还编了四句话留给后人：

93

名人与中医药

三月茵陈四月蒿，传与后人切记牢，

三月茵陈能治病，四月青蒿当柴烧。

华佗与四大亳药

亳州自古就以药都著称，不仅是全国最大的中药材集散地，同时也是全国最大的中药材种植、加工基地。亳州家种药材品种达 300 余种，面积逾百万亩，占全国药材种植总面积的 1/10。那么，亳州这么多家种药材为何单单有四种药材以"亳"字命名呢？说起来还跟神医华佗有关呢。

相传东汉末年，华佗精研岐黄，医德高尚，被誉为外科鼻祖、苍生大医。他在家乡辟药园，凿药池，设医馆，种药草。他的药园里种植着各种奇花异草，许多品种都是他从数百里乃至数千里之外带回。经反复试验，明确其药理和功用后，然后分发给乡邻广为种植。日积月累，越来越多的草药落户他的药园，且长势良好，药效显著。这么多的草药该如何给它们取名呢？他查阅大量医书，许多草药在原产地均有名称，如果再起个名字不就更乱了吗？华佗想了想，就在一年四季不同的季节，在他的药园里各选一个有代表性的草药以"亳"字来命名，作为标记。

春季，药园里百花争艳，唯有芍药花期长，花朵又大又红，收获后的芍药粉质足、产量高，经反复对比试验，其他地方均没有亳州白芍药效显著，随后将芍药命名亳白芍；夏季，药园里草药生长茂盛，而藤类植物瓜蒌遮天蔽日，爬满屋檐、棚架，该植物的根系发达又能入药，经对比，唯有亳州所产的瓜蒌数量多、个头大，所产花粉粉质足，皮质薄，于是将根称作亳花粉；秋季，药园里大部分药材开始刨收，唯有菊花争相开放，洁白如玉，与其他药材形成鲜明对比，这里的菊花花瓣既多又白，花蕊既小又密，芳香独特，药效显著，遂将该花称为亳菊花。冬季，万物凋谢，药园里没有了往日的生机，用啥药来代表呢？华佗看看这，瞧瞧那，难以决定，他来到一棵桑树旁，突然眼前一亮，桑树全身是宝，春季的桑枝，夏季的桑椹，秋季的霜桑叶，冬季的桑皮，全年均可入药，便将桑皮称作为亳桑皮。四种中药材品种分别以春、夏、秋、冬代表了药园的特色，千百年来，世代相传，后来又载入药典，沿用至今。

华佗妙法治喉疾

有一次，华佗被王爷请去，为其三岁的公子治病。小公子经诸医诊治无效，汤药难下咽。但查脉搏正常，脸色无异。这是何种疑难病呢？华佗百思不得其解。

华佗命王爷的侍臣将食物送入公子嘴里，只见公子勉强动嘴，却咽不下，吐不出，顿见脸部涨得通红，甚为痛苦。

经反复观察，华佗确定公子喉内一定有异物。经过仔细询问，方知侍臣带公子在荷塘边游玩时，公子忽然吞进了一颗荷叶上的螺蛳，并卡在喉里了。

华佗弄清病因后，突然灵机一动，想出一个绝招，即叫王爷吩咐侍臣速去设法购回100只鸬鹚来，华佗把鸬鹚口涎徐徐灌进公子口里。第二天早晨，侍臣急告华佗，称公子能咽进食物了。

王爷设宴感谢华佗搭救公子之恩。席间，王爷问华佗，此秘方从何而得？华佗说，我在江边采药时，发现鸬鹚专门觅田螺为食，心想鸬鹚定能化解田螺，而公子是被田螺所梗，用此不药之术，定能取得神效。王爷听罢，不断感叹：神医果真是名不虚传！

华佗用耳诊病

一天，华佗行医路过一户农家门口，听见屋里有一个妇女在痛苦地呻吟，便止步静听。农夫见神医到来，忙请他进屋为妻子看病。华佗在药囊中抓了几味药交给农夫，说："你用它煎水。让你夫人服下，只要出一身汗，明天就好。"农夫心想，不见病人就下药，怎能治好病呢？因此一定要华佗进屋看看病人。华佗笑道："不用看，从她的声音里我就听得出，她是睡觉时贪了凉，没有大病。"农夫妻子服药后，果然汗出病愈。

几天后，又有一个农夫请华佗去给自己的孩子看病，华佗刚到他家门口，马上站住："不用进屋了，你孩子没救了。"农夫听罢，哭着哀求道："神医，请你进屋看看吧，我只有这么一个孩子！"华佗缓缓把他扶起来，惋惜地说："你的苦处我知道，可是，你孩子患的是肺痨，已经到了晚期，从他咳嗽声中听得出，他的肺已经烂尽了，无药可治，支持不到明天。"当晚，那病孩就死了。

华佗用耳朵诊病的故事传开后，有个酒鬼想试试华佗的本事，他酒足饭饱后，跑去见华佗，问道："听说你耳朵能诊病，请你听听看，我有什么病？"华佗看了他一眼，说："听你的声音，看你的面色，你还有半天好活。""我只能活半天？哈哈哈！"酒鬼大笑起来，引来了许多围观的人，"你们听哪，他说我只有半天活，你们信吗？哈哈哈！"华佗并不计较他的讥笑，说："刚才你吃饱后往这里跑，可能途中摔了一跤，你的肠子已经断了，不久就会腹痛身亡。"酒鬼一听，忽然想到刚才自己是跌了一跤，肚子也渐渐地痛起来了，接着，就满地打起滚来。众人见了，十分可怜他，纷纷求华佗救他一命。华佗说："这人故意刁难他人，故有此难。肠子断了，本属绝症。不过，医家以慈悲为怀，我尽力而为吧！"说毕，华佗为酒鬼灌下一碗"麻沸散"，将他麻醉，剖开腹部一看，肠子果然断了。华佗用针线替他把断肠接上，清除腹腔污物，然后缝上肚皮，敷上药膏。数月后，酒鬼终于虎口余生。酒鬼病愈之后，到处赞扬华佗的医术和医德。华佗用耳诊病的故事从此就在民间广为流传。

华佗妙方解婆媳矛盾

相传在华佗的故乡沛国谯都（今安徽亳州），有一户人家，婆媳长期不合，常因芝麻小事闹得不可开交，婆婆埋怨媳妇不孝，媳妇也自恨命苦。一天，争端又起，媳妇突生歹念，竟去求神医华佗给她配一剂慢性毒药给婆婆吃，并能在其致命后无法验出死因。

华佗深知事态严重，但不便直说，仔细追问原委后，慎重写下处方："葛根熬鸡汤，每日服三次；用心伺候好，百日见阎王。"并再三嘱咐媳妇，要亲自服侍婆婆吃此药，更要和颜悦色，使其安心服用才有效果，若中断则不灵验。媳妇持方感谢离开。

第99天时，媳妇又来求见，这次却是向华佗讨解药。因婆婆吃了"毒药"后，一改常态，不再对媳妇恶言恶语，而且家务抢着做，东西让着吃，疼爱媳妇犹如己出。这般好的婆婆，媳妇怎么忍心让她中毒死掉呢？明日就是最后期限，媳妇只得求神医搭救。

华佗闻言不禁莞尔，遂又挥笔开出一方："葛根熬鸡汤，解毒最灵光；每日服三次，长寿又健康。"嘱媳妇继续让婆婆服用。

原来，"葛根熬鸡汤"并非什么毒药，而是滋补佳品。故三月之久，婆婆的身心越来越健康，婆媳感情也和乐融洽。

华佗妙方"医"贪官

三国时候，有一掌管军营粮饷的军需官叫杨宕，官儿虽不大，可油水却捞了不少。但好景不长，杨宕得了一种怪病。既不发烧也不头痛，只是胸口胀满，像石头压着，坐也不是，站也不是，躺在床上更难受。医生请了不少，可连是什么病症都诊断不出，杨宕只好派人去请神医华佗，并声称只要华佗能把他的病治好，不管花多少银两他都愿意。

华佗医术高明，为人正直。百姓有病请他，他随叫随到，若遇贫困者还解囊相助，然而对于贪官污吏，就算重金相请也拒绝上门。华佗对杨宕的为官之道早有耳闻，因此，杨宕多次派人请他都借故不去。无奈，杨宕只好命儿子亲自跪请华佗，并痛哭流涕。华佗见其恳切，这才随同前往。经过望闻问切，华佗开了两张处方，嘱其依次服用。

华佗走后，杨宕将第一个处方拿来观看，看着看着，他大惊失色，额头上冷汗直冒。原来处方上写着："二乌、过路黄、香附子、连翘、王不留行、法夏、荜茇、朱砂。"杨宕把这八味药上下连贯一看，大吃一惊，这不明明是"二过相连，王法必诛"吗？

原来，杨宕自从当上军需官，平时经常克扣军饷。最近，其叔父杨修因得罪曹操以"泄露军密"为由问罪处死。后台一倒，杨宕自知好景不长，于是打算趁最近一次押运军饷大捞一把，然后告老还乡。他的这个如意算盘不想被华佗点透，既害怕又担心，出了一身冷汗，但似乎觉得胸中好受了一些。接着他又看第二个处方，一看顿时"哎呀"大叫一声，口吐鲜血。原来处方上写的是："常山、乳香、官桂、木香、益母草、附块。"这六味药的谐音是"赏汝棺木一副"！如此"药方"，杨宕见了，不由气火攻心，肝胆俱裂。家人见状吓慌了，都大哭起来。

杨宕听见哭号声，苏醒过来。他睁开眼睛，倒觉得心轻身爽。此时华佗不请自来，他对杨宕说："你之所以胸部闷胀，是因为肚内淤积，乃贪婪气郁凝集。现在气随汗出，吐尽瘀血，积消瘀化，恶病已除。只是身子虚弱，我再给你开一剂补方，你服后定会痊愈。"杨宕服后果然身体逐渐康复。从此，杨宕再也不敢干克扣军需粮饷之事。

张飞诱敌巧用淡竹叶

相传，东汉末年，曹操挟天子以令诸侯，在朝中权势日甚。此时，刘备已取得了汉中，羽翼渐丰，在诸葛亮的建议下，发兵声讨曹操。

先锋张飞兵马刚到城边，即与曹操派来的大将张郃相遇。张郃明知不是对手，便筑寨拒敌。张飞急攻不下就指令军士在阵前叫骂。张郃依旧不予理睬，坚守不战。眼看已对峙数日，直急得张飞火冒三丈，口舌生疮，众兵士也多烦躁不安，急火攻心。

诸葛亮闻知后，急派人送来五十瓮佳酿，并如此这般地嘱咐张飞依计行事。"酒"抬到阵前，张飞吩咐军士们席地而坐，打开酒瓮，大碗饮用，划拳行令，自己更是把瓮狂饮。张郃登高眺望，恶狠狠地骂道："张飞这厮欺我太甚！"传令当夜趁张飞醉酒时下山劫营，结果遭到张飞埋伏，大败而逃。原来，张飞使的是一条诱敌之计，他们白天在阵前喝的不是什么佳酿美酒，而是一种汤药——淡竹叶水。这是诸葛亮专为张飞和众军士们泻火除烦的药汤。

淡竹叶，为禾本科多年生草本植物淡竹叶的地上部分。生产于浙江、江苏、湖南、湖北等地。具有清心除烦、利尿通淋的功效，可用于热病心烦口渴、神疲乏力、小便赤涩、口舌生疮等症。

姜维送药表忠心

在四川剑阁的姜维祠里。有一副对联："雄关高阁壮英风，捧出热心，披开大胆；剩水残山余落日，虚怀远志，空寄当归。"下联中嵌的两味中药名，是有意义的一段故事。

三国时期，司马昭遣大将钟会、邓艾进攻蜀国，蜀主刘禅荒淫昏庸，开门投降。这可苦了坚守剑阁的姜维，欲降不愿，欲战不能。在无可奈何的情况下，只得假降钟会，视机利用钟、邓及司马昭三者之间的矛盾策反钟会，重振蜀汉。

还在姜维坚守剑阁时，姜维的母亲就被司马昭派人抓走了。当姜母听说儿子不思以身殉国，率兵投敌时气得大骂"逆子无德"，并写了一封斥责姜维不忠不孝不义的信，偷偷叫人送给姜维。当姜维看到母谕后，心中忐忑不安，心想照实话对老母说明吧，又难免泄密，坏了大事，枉费一番心思；不对老母说吧，又不忍老母为此伤心。姜维左思右想总算想到一个好办法，利用中药名以寄托自己的抱负。于是他拣了两包中药，一包是远志，一包是当归，托送信人带回给老母，姜母一看，完全理解了儿子胸怀远志、重振社稷、当归蜀汉的用意，为了能使姜维毫无牵挂，一心救国，自己竟撞墙而亡了。

仙风道骨陶弘景

我国古代药学名著《本草经集注》问世于 6 世纪南北朝。作者陶弘景，十九岁为诸王侍读，四十一岁弃官隐居句容茅山，时称"山中宰相"。一日，梁武帝诏问："山中何所有？"陶弘景书五绝一首以报云：

山中何所有，岭上多白云。
只可自怡悦，不堪持赠君。

寥寥二十字，对答如流，明白如话而幽默隽永，彬彬有礼而不失尊严；如对坐调侃，一扫卑躬屈节之态，仙风道骨，跃然字里行间。

作者借白云以自怡，乃看破红尘，遁迹山林，超然物外的自我表白。

药王孙思邈

蒲剧传统剧目《药王庙》剧情大意是：隋文帝辅政时，召隋唐名医孙思邈任国子监博士，孙思邈坚不拜官乃弃官隐居太白山。唐太宗皇后染病，宰相徐责力推荐名医孙思邈为皇后治疗，太宗于是召之长安。孙思邈用"悬丝吊脉法"，诊断出皇后并无疾而是身怀有孕，不久果生皇子。太宗十分感谢乃封其要官，然孙思邈叩谢隆恩不受。太宗诧异："莫非愿做医中药王？"尉迟恭闻而谏之，请旨往追，追及，佯向孙思邈讨药，孙思邈赠之。尉迟恭劝孙思邈就官，修道难成正果。孙思邈不从，二人相互打赌而别。

龙王敖广喉头生疮，化身秀才阻路，孙思邈乃破其本相为其治愈。龙王感德乃告曰："风火洞可修炼。"孙思邈终于修成正果，摄尉迟恭魂至，令其站班，以证当年之赌。

孙思邈一生恬淡寡欲，不慕名利，通百家之说，尤崇尚老庄。及长，居太白山，唯医道是求。执着于为人医病解除痛苦。他发奋于医术，20岁出头即颇有声望，其行医不问贫富亲疏，出诊不论昼夜远近，心如赤子一丝不苟。故登门求医者络绎不绝，人称"药王菩萨"。其时，一老翁患恶性痢疾，濒于死亡。孙思邈使用姜汤和锯末作茶饮，治好了老翁的病。老翁感激不尽乃携厚礼酬谢。孙思邈曰："只望每年四月二十八（药王得道日）送我一斗米，一只鸡足矣。"有诗为证："趁我十年运，有病早来医，锯末姜汤饮，斗米一只鸡。"

迄今每年至此日，人民都用杀鸡来祭药王。

孙思邈与唐高宗谈长寿秘诀

唐显庆四年（公元659年）的一天，高宗召见了孙思邈。当时孙思邈已是须发花白，但精神饱满、面色红润、步履稳健。唐高宗询问他健身长寿有什么秘诀，孙思邈向皇上谈了几点养生保健方面的体会。

饮食方面，孙思邈说："老人肠胃皮薄，多食不消。食欲数而少，不欲顿而多。觉肚空，须索食，不得饥饿。"他还强调："厨膳勿使脯肉过盈，即令俭约为佳。"意思是说，老年人消化功能降低，不可一顿吃得太饱，要少吃多餐，饿了要吃点儿，不要忍饥挨饿，量要少但质量要高。要少吃荤，多吃素。

活动方面，孙思邈认为："人欲劳其行，百病不能成。"他说他常年爬山采药，东奔西走为人治病，有时要走几十里路。这样长期磨炼，身体就结实了，所以很少生病。同时他又指出老年人要"常须小劳"，就是要经常坚持参加一些力所能及的活动。

精力方面，孙思邈主张："莫忧思，莫大怒，莫大笑；勿汲汲于所欲，勿悄悄怀愤恨……则得长生也。"他认为要养生，还得善于养性。

高宗听后，连连点头称赞，吩咐人把孙思邈的话赶快记下来。"不用记了。"孙思邈从自己兜里拿出一本书《千金翼方》说，"我刚才说的都在这本书上。"

孙思邈以嚏治病

唐代贞观年间，河南府某少尹受钦命出使东安国。这少尹平素身体健壮，但近一年来患了脱肛病，不但便时脱垂，就是咳嗽一声也会脱出，还不时伴有梦遗滑精、头昏眼花等症，遍请名医，屡服良药都不见好转，实实把个强悍之躯拖成了憔悴羸弱之体。恰在此时，皇上欲抚慰西羌部落，便对少尹委以重任，少尹虽有难言苦衷也只得遵旨。

凑巧，孙思邈途经此地顺道来探望近亲、少尹同僚孙某。少尹闻讯，急令相请。孙思邈坐定，按其脉沉细无力，察舌胖嫩、苔少而润，再顾少尹周围，美貌妾侍不下十人，已知是房劳过度耗伤肾阳所致，他诊罢便起身告辞。这下慌得少尹连忙拽住衣袖，苦苦哀求。孙思邈见火候已到，便说："大人若有诚意，不知可否屈尊遵守医命？"少尹连连应允。孙思邈遂令其千日内独居，不近女色。少尹羞涩答应。孙思邈这才从怀中掏出一小瓶，嘱早晚各取少许揉于鼻内，以喷嚏数十为度，少尹一试，顿时喷嚏大作，泪涕俱下。孙思邈微笑道："欲速则不达。每次只需少许药粉揉入即可，否则喷嚏过多恐贵体不支！"随后又让取来少尹用过的药方，见多是补气升提之品，就顺手抽出一方，在上添了些补肾壮阳药，嘱其肛收即停服。少尹牢记所嘱，不但完成了圣命，身体也康复如初。

后来少尹专程谢恩并请教。孙思邈笑道："大人纵欲太过，致使肾阳虚衰。肾阳虚不能助脾阳，则中气弱，气不举而下陷，不能禁锢则脱肛。所送之药不过是一瓶'通关散'，能令人嚏，嚏则引气上行，加之大人千日不近女色，清心寡欲，更佐以补肾益气之品，如此三管齐下，再顽之症亦岂有不愈之理？吕纯阳曾曰：'二八佳人体似酥，腰中仗剑斩愚夫，虽然不见人头落，暗里叫尔精竭枯。'故大人切记，病虽愈亦须节欲养身。"少尹频频点头。据说因其注意了养生之道，竟活了一百多岁。

现代医学认为，打喷嚏能使横膈上升，带动内脏上提，久之对因中气下陷而致内脏下垂的脱肛、子宫脱垂等病有一定的疗效。

卢照邻问医

卢照邻是初唐文坛四杰之一。他患有风疾。孙思邈其时住长安鄱阳公旧宅。卢照邻执师礼求见。卢照邻问道："名医愈疾，其道何也？"孙思邈说，天与人，人与天，都有其相似之处。天有四时，寒暑更迭，日月相推。和而为雨，怒而为风，散而为露，乱而为雾，凝而为霜雪。这是天地正常的规律，而一旦失去正常的运行，就产生水旱风雷之灾。人之所以患病，其理亦在于此。卢照邻又问道："此情景可以改变吗？"孙思邈说，当然可以。"身有可消之疾，天地有可消之灾。"关键是要懂得其中的规律。养生之道，首推"忧畏"二字。这关系到生死存亡、吉凶祸福。人如无忧畏之心，则事业难成，灾祸必至；反之，则"水行蛟龙不能伤，陆行虎兕不能伤，五兵不能及，谗贼不能谤，毒螫不能加"。这不仅是治病之理，亦是处世之道，细细咀嚼，当于人生大有裨益。

遗憾的是，卢照邻对"忧畏"二字缺乏辩证的理解，一天到晚陷入忧愁恐惧之中。这对于病人恢复健康来说，十分不利。文士又偏爱联想。他见孙思邈庭前有棵病梨，"花实憔悴，似不任乎岁寒，枝叶零丁，才有意乎朝暮"（《病梨树赋》）。觉得它像自己的有病之身。悲观消沉，病情加重。后来，他"足挛，一手又废"。行路艰难，咫尺千里。在痛苦的折磨中，自料不久于人世，便在具茨山下，自备坟墓，偃卧其中。

杜甫与白头翁

唐代现实主义诗人杜甫，时常是"残杯不与冷炙，到处潜悲辛"，生活非常艰苦。有一次，他吃下了一碗剩饭，没过多时，腹部剧痛，呕吐不止。但他身居茅屋，又无银两，只好吟诗《贫交行》："翻手为云复为雨，纷纷轻薄何须数。君不见管鲍贫时交，此道今人弃如土。"以吐心中的愤懑悲凉。这时，刚好一位白发老翁经过，十分同情杜甫的境遇，询问病情后说道：待老夫采药来为你治疗。白发老翁采摘一把全株长着白色柔毛的野草。让杜甫煎汤服下。杜甫服药后病情消除了，因"自怜白头无人问，怜人乃为白头翁"，故将这草起名为"白头翁"。关于白头翁的药效，也曾有诗云："苦寒味性白头翁，主入胃经与大肠经，温疟发狂为主治，并消积聚瘕和症。瘿瘤瘰疬都能散，鼻衄金疮亦可平。阴疝痊兮偏肿愈，秃疮膻腥治亦能。腹痛骨痛牙痛止，红痢能将毒性清。肠后搜刮堪竭净，佐之以酒效尤灵。"

何首乌与长寿县

长寿县（现重庆市长寿区）原名乐温县，唐代时改名为长寿县。相传，唐代的宰相、皇帝的老师戴渠享，一次路过此县时，碰到一位百岁老人，并且那位百岁老人说家里还有位老太爷健在，明天是老太爷 150 岁的寿辰。戴渠享十分诧异，于是决定明日也买些礼品去看个究竟。

第二天，老人家里张灯结彩，喜气洋洋。一位须发银白的老太爷满脸欢喜，前来祝寿的亲友及全家 7 代 80 多个子孙欢聚在他的身旁。更使戴渠享惊讶的是，满屋子人中竟然有许多百十岁的老人。一个个都容光焕发，行动便利。大家见这位素不相识的客人彬彬有礼，谈吐不凡，便纷纷前来敬酒，并请他题诗作词。戴渠享推却不过，只好铺开纸，唰唰题上四个大字：花眼偶文。大家沉思良久，不解其意。于是，戴渠享又把这四个字增补成一首五言绝句：

> 花甲两轮半，眼看七代孙；
> 偶遇风雨阻，文星拜寿星。

当大家看到落款是"天子门生戴渠享"时，才知道他是当朝的大官，于是匆忙上前敬礼。那位老太爷还微笑着告诉他当地流传的一首顺口溜：粗茶淡饭清泉水，精神爽奕能睡觉，烟酒不沾尝首乌，保你长寿人不老。戴渠享早就听说过何首乌这个名字，知道它是一种很好的补身长寿药，此时所见所闻，足见它名不虚传，为了让人们记住何首乌的功效，他当即决定把乐温县改名为长寿县。

天际大师的妙方

唐代天际大师石头和尚医术高超，名噪天下。据传他还有一张专治心病的妙药，历时一千多年，现仍保存在云南省昆明的一座寺里。药方上写道：用药 7 味——好肚肠一根，慈悲心一片，温柔半两，道理三分，老实一分，阴阳全用，方便不拘多少；炮制方法——宽心锅内炒，不要焦，不要燥，去火埋三分；嘱忌——言清行浊，利己损人，暗箭中伤，肠中毒，笑里刀，两头蛇，平地起风波。历代许多人以此作为待人处世的"座右铭"，而治好了各种心病。时至今日，有"心病"者，不妨一试。

白居易与中医药

我国唐代伟大的现实主义诗人白居易，字乐天，以其《长恨歌》《琵琶行》《卖炭翁》等杰出诗作流传千古。他写的诗歌涉及多方面、多领域，仅涉及祖国中医中药学内容的就达 100 多首，其中有养身诗、医理诗等。

他四十岁后，多种疾病缠身。以患眼病最为严重，"病眼昏似夜，衰鬓韧如愁。散乱空中千片雪，朦胧物上一重纱。纵逢晴景如看雾，不是春天亦见花。"是诗人当时患眼病的真实写照。为走出病痛的困扰，诗人积极求医求药治疗。在此期间，他查找阅读了有关中医眼科的专著《龙树论》，从中找出了眼病的根源。经过长时间的治疗后，白居易发觉吃药的效果不佳，改换当时先进的外科手术根治："案上漫铺龙树论，盒中虚存决明丸。人间方药应无益，争得金篦试刮看。"诗人在与疾病做斗争的过程中，学到了不少医药知识。

对于当时盛行服丹药以求延年益寿、长生不老、变神成仙的风气，白居易进行了调查，知道丹药的主要原料为朱砂、雄黄、硫黄、硝石、云母石、磁石、铜、锡、铅等矿物，大多含汞毒。长期服用，会造成积累中毒，危害人体健康及生命。于是，诗人列举了当时许多著名人士服丹药中毒的事件，用诗的形式抨击了丹药之罪，宣传丹药对人体的危害，以戒后人。"退之（韩愈）服硫黄，一病讫不痊。微之（元稹）炼秋石，未老身溘然。杜之（杜牧）得丹诀，终日断腥膻。崔君（崔元亮）夸药力，终冬不夜棉。或疾或暴夭，悉不过中年。"自己也从不服丹药。"唯予不服食，老病反延迟。"因此，尽管他中年多病，但仍然活到 74 岁，在当时，也算得上长寿之人了。

白居易与荔枝核

荔枝核如何成为一味中药，还有个脍炙人口的故事。

相传，一天白居易正在家中修改诗稿，有位南方的诗友来看望他，还带来一些刚成熟的荔枝。于是两人一边研究诗稿，一边品尝鲜美可口的荔枝。这时，他的妻子春兰进来，看见桌子上摆着许多荔枝核，就包在一起，随手放在桌子的抽屉里。

一个月后，白居易因受凉得了疝气病，行动不便。春兰到郎中家取药，郎中问明病情后，把预先包好的一包中药给了春兰。春兰回到家，因为家务活儿忙，没有立刻煎药，就顺手放在原先放荔枝核的抽屉里。过了一会活儿忙完了，春兰从抽屉里拿出郎中包好的中药，打开一看，是几粒荔枝核。她忽然想起了自己存放的荔枝核，"是不是拿错了？"于是打开另一纸包，一看也是荔枝核，两个包儿一个样。她低头思索了一会儿，难道郎中给的药能治疝气病？为了慎重起见，春兰又到郎中家询问，郎中说他给的药就是荔枝核，荔枝核是治疝气病的良药，他曾治愈不少疝气病人。春兰这才熬了荔枝核水，让白居易服用。没过几天，白居易疝气病就好了。以后，他逢人就说，荔枝核能治疝气病。后来，白居易到京城居住，又告诉了一个御医。御医在编修《本草》时，收集上了荔枝核，就这样，荔枝核成为一味中药流传下来。

后世的《本草纲目》记载："荔枝核治疝气痛，妇人血气刺痛。"

现代中医临床也常用荔枝核，作为散寒祛湿佳品，肝经血分良药，能行血中之气、祛湿散寒通滞，治疗因寒而致的疝疾、胃痛等症。

刘禹锡与《传信方》

刘禹锡（公元 772—842 年），字梦得，河南洛阳人，为我国唐代著名诗人。刘禹锡不仅在诗文方面有非凡的造诣，而且对医药学也有深入研究，并为后世留下了一本有影响的方药专著——《传信方》。

童年时代，刘禹锡体弱多病，曾受尽"针烙灌饵"之苦。他自称，每当见到同龄伙伴个个"武健可爱"时，就免不了为自己的赢弱之躯而羞愧。所以，他从小就有学医的愿望，对医药的兴趣促使他阅读了大量的医药书籍。他在《答道州薛郎中论方书》一文中说："从世医号富于术者，借其书伏读之，得《小品方》，于群方为最古；又得《药对》，知本草所之自；考《素问》识荣卫经络百骸九窍之相成；学切脉以探表候。"正是在这种勤勤恳恳的用心钻研下，不仅丰富了他的医药知识，学会些治病方法，并且能用所学技能为亲属和朋友治病，还经常收到满意的效果。他还以"行乎门内，疾辄良已，家之婴儿，未尝诣医门求治"而自豪。尽管刘禹锡最终未成为一个"职业医生"，还自谦是"行乎门内"，但从他所撰集的医方治病的记述中，有"前后试验数十人皆应""此极神验，得力者数十人"等话来看，不难看出他并非对医术仅识其皮毛，而是达到了相当的水平。

刘禹锡对医学的主要贡献是编集了《传信方》一书，此书完成于元和十三年（公元 818 年）。他在自述撰集经过说，在连州（今广州连州市）时，与他在医药研究上志同道合的好友薛景晦，送给他一本薛氏自编的《古今集验方》。刘禹锡在读后给予了充分肯定和赞扬。而薛氏写信也请刘禹锡将自己积累的医方及用过的验方也拿出来交流交流。刘禹锡听从了朋友的建议，于是就将行箧中积得的或经验证有效的 50 余方汇集成书，取名《传信方》。"传信"一词颇为贴切，意思就是把自己所确信的东西传告别人，此词出自

《春秋》"信以传信"。

《传信方》中每个方药"皆有所自"，大多数是来自民间有事迹可传的验方。比如"芦荟甘草治癣方"是刘禹锡在少年时从一卖草药摊上学来的；"葱涕治打仆损伤方"是从一位不知名的"军吏"那里学到的；"柳宗元救治三方"是从同僚挚友柳宗元那里获得的，等等。这些方药不少经刘禹锡反复试用证明是有效的，正如他强调的：它们都是"一物足以了病者"的单方和验方。

《传信方》虽只收录了50余方，但涵盖了内、外、妇、儿、口腔、眼科等多科疾病，如腹痛、霍乱、脚气、痢疾、疔疮、月经病、虫咬伤等。这些都是当时的常见病。所收方药还具有"廉（价廉）、验（有效）、便（易得）"三个显著特点，如生姜治腹痛，牛蒡子根治热厥，山李子和野蔷薇根治口疮，稻草灰治跌打损伤等。所用的药都是房前屋后、坡边沟旁易得易种的"贱药"，不用花钱或者花极少钱就能得到。这些方药特别深受穷乡下邑百姓的喜爱。

《传信方》收录的验方临床价值较高，加之叙述严谨、言语生动，也备受历代医家推崇，宋代著名的《图经本草》《证类本草》及明代《本草纲目》等医籍都引用过此书中的药方。有的验方还被《医心方》、《东医宝鉴》等书所收载，《传信方》为中外医学交流也做出了贡献。

刘禹锡的教训

有一次，刘禹锡患病不思饮食，全身烦热如被火烤。经朋友介绍，到一位颇有名气的医生那里去诊治。

医生观察面色，询问病情以后，指出他患病的原因是生活没有规律、饮食和衣着调理不当而致脏腑功能紊乱。并且拿出药丸交给刘禹锡，嘱咐道："这药能治你的病，但药里有毒，病情好转后就要停药，请千万记住。"

刘禹锡按照医嘱服药，两天后，原来麻痹的双腿慢慢恢复正常，十天后，全身瘙痒消失，过了一个月，自觉耳聪目明，登高如走平地一样，胃口甚好，吃粗粮也觉津津有味。亲朋好友听到消息，都纷纷前来祝贺，并七嘴八舌地议论起来。有人说："你得到这些药，好像仙丹一样，医生治病，往往会留一手，以便勒索钱财，你为什么不再吃一些，以获得更好的疗效呢？"

听了这话，刘禹锡不禁动了心，于是照着他们的话，又第二次服药，吃了五天药后，果然药物毒性发作。刘禹锡全身大汗淋漓，如同疟疾发作一样，一阵冷一阵热。这时他才恍然大悟，跑到医生那里。医生非常生气地说："这是你不懂得医学道理而造成的。"并急忙为他调配了解毒药才化险为夷，后再给他吃了一些性味平和的药才慢慢恢复了健康。

刘禹锡为了总结这次教训，特写了一篇有名的文章叫《鉴药》。

苏辙茯苓疗顽疾

北宋著名的文学家苏辙，年少时身体十分虚弱且疾病不断，不是恶心、呕吐、拉肚子，就是感冒、发烧、咳嗽。虽三天两头服药，却疗效甚微。在其 30 岁刚刚出头时，旧疾未愈，又添新恙：只觉整天心慌，气短、头晕，到处求医诊治，身体依然每况愈下。

苏辙找来医书，开始自学。他毕竟聪明过人，没费太多工夫，便对《神农本草经》中数百种中草药的性味、功用都了解得一清二楚了。其中，他发现茯苓这味药药性十分平和，"久服可安魂养神、延年"，正好对自己的病症。于是，他买回了好些茯苓，天天坚持服用。果然不出一年，以前那些十分难缠的痼疾都神奇般地消失了，身体更是一天强于一天。后来他还把这段经历写进自己的文章里，并推荐人们用茯苓祛病延年。

茯苓又名茯兔、云苓、松苓等，为多孔菌科植物茯苓的干燥菌核。产于云南、安徽、湖北、四川、广西、湖南、浙江等地，而以云南所产品质最优。

中医认为，茯苓性味甘、淡、平，有渗湿利水、健脾和胃、安神宁心的作用，是临床上比较常用的中药。

苏东坡与中药材

　　北宋时期的苏东坡，不仅是著名的政治家、文学家，还是位中医药家。他懂医理，通医学、养生之道，不仅关心人民疾苦，在杭州设立公立医院，为民治病，搞饮水工程，清洁水源，保护人民健康，而且建议他的好友（广州太守）筹集基金，仿杭州做法建立公立医院，治理水源。他还能为自己和妻妾治病，他患的痔疮就是自己治愈的。他平时翻看医学书籍，为药材写药名，说明药性、品质，宣传药理知识。由于他懂医通药，又擅长于食治，便把收集的方剂著成方书《苏学士方》《圣散子方》，一生还写出了不少有关中药材的诗词。

　　北宋时期民间食用黄芪粥，苏东坡就此写了一首黄芪诗："孤灯照影日漫漫，拈得花枝不忍看。白发敲簪羞彩胜，黄芪煮粥荐春盘。东方烹狗阳初动，南阳争牛到作团。老子从来兴不浅，向隅谁有满堂欢。"他写诗赞薏苡仁："不谓蓬狄姿，中有药与粮，春为芡珠园，炊作菰米香。"橘皮也有诗："一年好景君须记，正是橙黄橘绿时。"他给赤小豆写了《红豆》诗："绿畦过骤雨，细束小红霓。锦带千条结，银刀一寸齐。贫家随饭熟，饷客借糕题。五色南山青，几成桃李溪。"他谪贬海南后也不忘写诗，为中国式口香糖——槟榔写的诗是："两颊红潮增妩媚，谁知侬是醉槟榔。"

　　苏东坡为中药材写诗，其中还有不少的故事流传下来。

　　一是与石菖蒲。苏东坡的弟弟苏子由，善蓄菖蒲，盆中菖蒲忽开九花，人以为瑞，苏东坡遂作诗和之："春荑夏英两须臾，神药人间果有无。无鼻何由识檐卜，有花今始信菖蒲。芳心未饱两峡蝶，寒意知鸣几蟋蛄。记取明年十二节，小儿休更镊霜须。"他在《石菖蒲赞并序》中说："凡草木生石上者，必须微土以附其根，惟石菖蒲并石取之，濯去泥土，渍以清水，置盆中可数十年不枯，虽不甚茂，而节叶坚瘦，根须连络，苍然于几案间，久更可喜，其轻身延年之功，既非昌阳之所能及，至于忍寒苦安淡泊，与清泉白石为侣，不待泥土而生者，亦岂昌阳之所能仿佛哉。"

二是与生姜。苏东坡有一次与好友姜至之等人饮酒，高兴之时，姜至之提议行酒令，并且要说出座中客人是一味中药名。姜至之即指着苏东坡道："您就是药名：子苏子。"苏东坡也说："您的名字也是药名，不是半夏，就是厚朴。"姜至之问其故，苏东坡说："如果不是半夏、厚朴，何以姜至（制）之。"姜至之闻听，不禁拍案叫绝。古代医家经验，半夏与厚朴用姜汁炮制。苏东坡的诗词中多次提及生姜，如"先社姜芽肥胜肉""故人兼致被芽姜"等。

三是与芍药。苏有诗云："扬州近日红千叶，自是风流时世妆。"称赞"扬州芍药为天下冠。"蔡繁卿任扬州太守时，每年要举办万花会，展出的芍药有千万余枝，由于这些花都是搜罗民间的，"既残诸园，又吏因缘为奸，民大病之"。后来，苏到扬州就任时问起民间疾苦，都说万花会是扰民的一大害。苏东坡体察民情，万花会从此就不再举办了。

四是与肉苁蓉。史学家刘贡父请苏东坡等文人学士喝酒，苏东坡的子弟有事找他回家，苏东坡便起身告辞，此刻刘贡父正喝得高兴，意欲挽留，笑曰："幸早里，且从容。"苏东坡不假思索，答道："奈这事，须当归。"在座宾客们听见这般对答，都称赞他们两位才智过人，出口成对。刘氏的出句表面的意思是时间还早，不要着急，句中包含了三味水果和一味中药，即杏、枣、李和肉苁蓉。答句的意思是怎奈这事，必须我回去处理，六字中也含三果一药，即奈（苹果之一种）、蔗、柿和当归。答句显现出了苏东坡信手拈来的才智。

五是与芡实。苏氏父子三人至老仍然身体康健，才思敏捷，据说是得益于苏东坡自己创立的一种食疗美容妙法。《东坡杂记》描述："人之食芡也，必枚啮而细嚼之，未有多嚼而亟咽者也。舌颊唇齿，终日嗫嚅，而芡无五味，腴而不腻，足以致上池之水，故食芡者，能使华液通流，转相挹注。"芡实这种食法，其实就是古代气功中的咽津。

六是与茯苓。苏东坡是制作茯苓饼的能手。《东坡杂记》里记述了服食茯苓饼的功效和制作方法："以九蒸胡麻，用去皮茯苓少入白蜜为饼食之，日久气力不衰，百病自去，此乃长生要诀。"从苏东坡到60多岁还有惊人的记忆力和强健的身体来看，可能与他常吃自制的茯苓饼有一定的关系。

七是与栗子。苏东坡晚年患腰腿痛病。因他懂医理，又重视并擅长食治，养成了暮年食栗的习惯，每天早晚，把鲜栗子放在嘴里嚼出白浆，然后分几次慢慢吞咽入腹。久而久之，治愈了腰腿痛的老年病，并写下了《栗》诗："老去自添腰脚病，山翁服栗旧传方。客来为说晨兴晚，三咽徐收白玉浆。"

八是与凌霄花。宋代杭州西湖藏春坞门前，有两株古松，凌霄花攀附其上。有位叫清顺的诗僧，常常在树下午睡。其时，苏东坡任杭州郡守，有一天来访，正碰上轻风吹落了不少凌霄花朵，清顺指着落花向东坡索诗。东坡不假思索，即兴吟道："双龙对起，白甲苍髯烟雨里。疏影微香，下有幽人昼梦长。湖风清软，双鹊飞来争噪晚。翠颤红轻，时堕凌霄百尺英。"

九是与菊花。苏东坡咏菊诗不少，其中尤以"轻肌弱骨散幽葩，真是青裙两髻丫。便有佳名配黄菊，应缘霜后更无花"为最著名。流传古今的"黄州菊案"，却说明他对菊花落英的认识晚于王安石。王安石有次外出时，几案留有一首未成诗："西风昨夜过园林，吹落黄花满地金。"苏东坡往谒未遇，见王安石的未成诗，遂添句："秋花不比春花落，说与诗人仔细吟。"后来，苏东坡被贬作黄州团练副使，果见菊花落英，才深感自己知之不足。

苏东坡行医的故事

苏东坡不仅在医学、养生方面广有建树，在杏林也留下不少动人的故事。

悬壶济世　苏东坡在杭州做知府时，瘟疫时发。为了行医济世，治病救人，使黎民百姓免受疾病之苦，他从个人的俸禄中拿出一些钱，在城里建了一座名叫"安乐"的病坊，三年之中就治疗了近千名病人，受到广大百姓的爱戴，也引起北宋朝廷的重视。后来，病坊由政府专派的僧人主持。

深山求方　元丰年间（公元1078—1085）他因反对王安石变法，被贬官黄州，在那里闲居了多年，号"东坡居士"。适逢该地瘟疫流行，苏东坡专程到眉山拜访了名医巢谷，并得到一秘方"圣散子"。巢谷传授时，曾让苏东坡指江水为誓，保证永不传人。为了控制瘟疫的流行，苏东坡终以民生为重，将此方公之于百姓，救活了不少灾民。

医方存世　苏东坡广读中医学专著，并有自己的独到见解。在文学著作等身的同时，还撰写了医学专著《苏学士方》一书。后来人们把《苏学士方》与医学家沈括的《良方》合编成《苏沈良方》流传下来，从而在我国医学宝库中占有一席之地。

宣传养生　苏东坡是当时闻名遐迩的大书法家，他的字是珍品，求之不易。有些人见他行医开处方，就备了写有自己名字的优质纸张，佯装生病来求他诊治，以盼得墨宝。苏东坡明知他们是无病求医，却从不拒绝，利用处方来宣传养生知识。他曾留下一张墨宝，是开给一位名叫张鹗的一张处方，其上写道："张君持纸求书，望得良药，记得战国时有张方子，我照服很见效，不妨奉上。主要是四味药：一曰无事以当贵；二曰早寝以当富；三曰安步以当车；四曰晚食以当肉。"这四句话一直流传至今，成为养生名言。

苏东坡论长寿药食

宁可食无肉，不可居无竹　苏轼主张少吃肉，说"甘脆肥浓"是"腐肠之药"，并使人肥胖；而认为用少量肉与蔬菜同炒，吃了会使人不瘦不胖，保持健美体形，雅而不俗。不过，他认为环境优美、空气清新比吃肉更重要，从而主张住地周围植竹木。民间广为流传他写的一首诗："宁可食无肉，不可居无竹，无肉令人瘦，无竹令人俗。若要不瘦又不俗，须食笋炒肉。"

服姜可延年，钱塘僧不老　苏轼喜收集民间延年益寿药方，将亲眼所见、亲身所试、确有效验者记录下来。如他游杭州（钱塘）净慈寺时，见人称"聪药王"的和尚，80岁余还面色红润如涂胭脂、目光炯炯有神。他便向这高僧求问长寿之术。和尚自言服生姜40年，其法是取生姜汁贮于器中，去掉上面的清黄液，将沉积在下面的白而浓的部分阴干为"姜乳"。用此姜乳同蒸饼或米饭相合，做成梧桐子样药丸，每天用白酒或米汤送服数十粒；或将"姜乳"末放入菜饭中食之。长年坚持不断，便可像那和尚一样高寿而童颜。

麦田求野荠，强似吃山珍　苏轼十分推崇吃荠菜，他给友人的信中说："今日食荠极美，天然之珍……君若知此味，则陆海八珍皆可厌也。"并作诗赞道："时绕麦田求野荠，强为僧舍煮山羹。"其烹调之法是：采鲜荠菜二三斤，洗净，加入淘米三合，水三升，生姜一芽头，捶碎，同入锅中，浇上麻油一蚬壳（约 30 克），煮熟后不放盐醋，食之自然之味，有养血明目、润肠通便之功，对老人十分相宜。

苏东坡与庞安常的文医缘

苏东坡谪居黄州后，生活陷入困境，为生计不得不垦田躬耕，可能因劳作不慎而致手臂受伤肿胀。于是在访医求治中，在麻桥结识了当时的名医庞安常。苏轼到庞家后，受到了热情接待，留住数日，经针刺治愈了臂疾。庞安常，名安时，是著名的医学家，尤长于针灸，著有《伤寒总病论》等书。苏东坡他们两位一个是文学大家，一个是杏林国手，因此一见如故，遂成莫逆之交。苏东坡曾在《东坡志林》《与陈季常书》中说："余以手为口，君以眼为耳，皆一时异人也。"不但文字诙谐幽默，而且也反映出了两人友情的真挚。元丰五年（公元 1082 年）三月，病愈后的苏轼与庞安常相携，同游了清泉寺，并即兴写下了《浣溪沙》一词：

> 山下兰芽短浸溪，
> 松间沙路净无泥，
> 萧萧暮雨子规啼。
> 谁道人生无再少？
> 门前流水尚能西，
> 休将白发唱黄鸡。

苏东坡怀着病愈后的轻松和遭贬黄州新识挚友的愉快心情，蘸着南国的明媚艳丽春光，写出了这基调积极向上的文字。在贬谪生活中，能一反感伤迟暮的低沉之调，唱出如此催人自强的爽健歌曲，充分体现了苏轼执着生活、旷达乐观的性格。因此，这首词备受人们喜爱，成了流传千古、脍炙人口的名作。

观画治病集趣

宋代《苕溪渔隐丛话》中有这样一个故事：宋代著名词人秦少游曾患肠胃病，屡治不愈。一友人前来看他，拿出一幅唐代诗人王维的丹青——《辋川图》。临走时道："你如常观此画，病定能自愈。"秦少游十分好奇，便将画放于枕上观之。每当他看到这幅山清水秀的别墅图时，就仿佛进入了迷人的画境，感到神清气爽，浑身充满活力。经过连续几日的"画中游"，病竟逐渐好起来了。

另一个以画治病的故事更为有趣。据传，南北朝时，鄱阳郡王爷被齐明帝肖鸾杀害后，其王妃悲痛欲绝，无法排除对丈夫的思念之情，终于一病不起，虽经多方治疗，仍不见效。一天，王妃的哥哥南康太守刘瑱，请来一位画师，求他作一幅鄱阳王爷的画像，作为妹妹临终前的安慰。几天以后，这幅精心构思的画终于完成了，画面描绘的是鄱阳王生前和一位宠妾在镜前调笑的丑态，形象可以乱真。王妃一见此画，便大动肝火，从垂危中一跃而起，厉声骂："这老色鬼，早该千刀万剐！"从此，思念之情一扫而光，且愁容尽消，病体逐渐康复。

为什么观画可以治病呢？现代科学认为，观画是欣赏艺术，是一种审美活动，它必然引起病人的想象，而想象却能调节神经系统，直接影响免疫力。

一味黄土救太子

传说宋代著名儿科医生钱乙曾做过一段时间的翰林医官。有一天，宋神宗的皇太子突然生病，请了不少名医诊治，但毫无起色，病情越来越重，最后开始抽筋，皇帝见状十分着急。这时，有人向皇帝推荐钱乙。于是，钱乙被召进宫内。皇帝见他身材瘦小、貌不出众，有些小看他，但既然召来，只好让他为儿子诊病。钱乙从容不迫地诊视一番，要过纸笔，写了一贴"黄土汤"的药方。

心存疑虑的宋神宗接过处方一看,见上面有一味药竟是黄土,不禁勃然大怒道:"你真放肆!难道黄土也能入药吗?"钱乙胸有成竹地回答:"据我判断,太子的病在肾,肾属北方之水,按中医五行原理,土能克水,所以此症当用黄土。"宋神宗见他说得头头是道,心中的疑惑已去几分,正好这时太子又开始抽筋,皇后一旁催促道:"钱乙在京城里颇有名气,他的诊断很准确,皇上勿虑。"于是,皇帝命人从灶中取一块焙烧过很久的黄土,用布包上放入药中一起煎汁。太子服下一剂后,抽筋便很快止住。用完两剂,病竟痊愈如初。这时,宋神宗才真正信服了钱乙的医术,把他从翰林医官提升为很高荣誉的太医丞。

灶心土又叫伏龙肝,为烧柴草的土灶内底部中心的焦黄土。在拆修柴草灶或炭窑时,将烧结的土块取下,用刀削去四周焦黑部分及杂质,留中心红黄色或红褐色土块入药。现代药理学研究证明,灶心土的主要成分为氧化铝、三氧化二铁、氧化镁、氧化钙等。中医认为该药有温经止血、止呕、止泻的作用,用于治疗吐血、便血、呕吐反胃、腹痛泄泻、妊娠恶阻、崩漏带下。煤火灶中土不可医用。

精通中草药的官吏

北宋神宗年间,有个李南公,他是河南郑州人,从小聪明好学,兼通医学。后来,在他出任长沙"县太爷"时,办理了这么一起案件:两人斗殴,前来告状,他们身上都有青紫伤痕。李南公亲自为他们做了检查后,指着那个身强体壮的人说:"你的伤是假的。"那人大喊冤枉。经过审问,那人最后只好老实招供。原来,南方有种药物名叫榉柳,只要将其汁液涂在人的皮肤上,立见青紫,水洗不掉,犹如打伤。然而,真的打伤处有瘀血凝聚,并呈轻度肿硬,而榉柳做的假伤其伤处气血正常、组织柔软,且无肿块。为此,李南公很公正地处理了这起民事纠纷,受到民众及其下属的一致赞扬。

明代万历年间,任福建泉州府知府的陈懋仁也认得不少中草药。一天,泉州城中某户被盗，值夜巡的两个士兵，一个左手腕受伤，一个胸部受伤。他们向陈大人"汇报"说："昨夜在追捕强人时，被对方打伤。陈大人仔细察看两人伤势，见伤处并无肿块，表皮亦无破损，触之不痛。他指着墙边的一棵草问："在我老家浙江嘉兴，用这种草可以染色，不知你们这里叫它什么名字？"有个本地衙役回答："这叫千里急。"他让部下采了一大把千里急捣碎，在另一人身上涂上药汁，不一会儿，涂药汁处就出现黑紫色的瘀斑，两个巡夜的士兵见了，只好从实招认：原来他们见财起贪心，执法犯法，扮成蒙面人抢了人家的东西，而后又怕上司怪罪他们失职，于是便"自制"假伤，企图蒙混过关。不料，这位陈大人精通中草药，明察秋毫，很快识破机关，使他们俩现出原形。

名医刘完素的故事

宋代名医刘完素是中医理论中"寒凉派"的创始人。他的代表作有《宣明论方》和《素问玄机原病式》等。他是我国中医十大名医之一。

50 岁以后，刘完素在医学上已有很高的修养，医术也达到炉火纯青的地步。家门口经常是车水马龙，挤满了远道而来的求医病人，经过他的精心治疗，大都痊愈而归。有时他也四处奔走，把医药送给病人，因此获得了老百姓的衷心爱戴。

刘完素所处的年代，正是宋朝南迁、金朝统治北方的年代，当时河间也沦为金人的统治区。金朝皇帝曾三次征召他去负责太医院的工作。刘完素不愿为金朝统治者服务，都以年老为辞拒绝。

刘完素医术高超，但从不故步自封。有一次，刘完素得了伤寒，头痛、脉紧、不思饮食，一连几天高烧不下。他自己开了药方也不见效。当地有一个自学成材的医生叫张元素前去探望。

张元素未问病，先切脉。切完左手说："据晚生看先生的脉很紧，一定头痛得很厉害，而且好几天没有吃东西了吧？"接着又切右手说："先生也许服过黄连、石膏等大寒的药吧。"

对张元素的正确诊断，刘完素十分钦佩，立即请他开方。结果只用了两剂药就好了。从此两人结成莫逆之交。

由于刘完素通晓医理，善于养生，活到九十岁的高龄。他的医著通俗易懂，世代相传，形成了中医的"河间学派"，学者不仅遍及国内，对日本及中亚国家也颇有影响，16世纪，日本就有了研究"河间学派"的医学组织。

入死狱"神偷"献秘方，止吐血白及显奇功

宋·洪迈在《夷坚志》中曾记载：台州（今浙江临海）有一江洋大盗，劫富济贫，深受穷苦人爱戴，被誉称为"神偷"。但官府对他恨之入骨，曾悬赏千金捉拿他。一次，他不慎被捕，打入死牢，行将处决。监狱长敬佩他是一条汉子，每日好酒好饭款待他。大盗便对监狱长说："我曾七次被捕，受官府酷刑，肺部严重受伤，吐血不止，生命垂危。后遇一位异人传我一秘方，凡遇肺部吐血不止，白及为末，米汤送服，即可止血。我屡试屡验。现今。我在生之日屈指可数，将这秘方传于你，将来可以治病救人。"之后，大盗被处决，那监狱长用此方治愈了不少因肺部受损吐血不止的病人。

这一秘方后被明代李时珍发现，他结合自己临床实践，补充了"白及性涩而收，得秋金之令，故能入肺止血"的说明，将其载入《本草纲目》之中，留传于世。清初名医汪昂又进一步提出了白及"能补肺止血，故治肺损、红痰，又能蚀败疽死肌，为去腐生新之圣药"。名为"独圣散"，被撰入《医方集解》之中。

游方僧巧用桑叶治顽疾

宋代有一游方僧人，常以桑叶疗疾去病。一日，他路过严山寺，寺里一僧人夜睡遍身汗出，衣衾皆湿，羸弱虚惫，目无精光，曾经医治二十多年，效总不显，时近秋，夜间山岚冷气，盗汗依常。游方僧摘桑叶焙研，嘱

僧人空腹米汤饮服，每次 10 克，每日 2 次，连用七天，顽疾竟愈。众人求询神效之故，游方僧说："三又之木，其叶清香，其脉绵长，味甘性寒，甘以养血，寒凉益阴调阳，轻以疏风发散，是以主阴虚内热盗汗。"游方僧还说："吾治病屡用桑叶取效。一儿患摇头风，头摇不止，语无伦次，口流黏涎，用霜桑叶晾干煎服，每次一盅每日 3 次，十日而宁，桑叶于此显露出祛风通络、清肝凉血、宁心安神的内质。在另一地，遇大脚风患者，下肢水桶般粗，烫热麻痹，终日僵卧，片刻难安，用桑叶研末，米汤调糊厚敷患肢，两日一换，半载而消，桑叶在此发挥了祛风通络、凉血解毒、消肿的本领。是以廉、便、验、常之桑叶，世人不可不知其用也。"

桑叶味苦甘性寒，据现代药理分析，含腺嘌呤、胆碱、胡芦巴碱、麦角甾醇、异槲皮苷、胡萝卜素、维生素 B_1 等成分。其中所含透明质酸酶，有软化纤维组织的作用；含琥珀酸，能修复机体损坏组织，并活化细胞增强细胞活力。桑叶对伤寒杆菌、葡萄球菌有明显抑制作用。除传统的药理作用外，桑叶还具有抗应激、抗衰老、增强机体耐力、降低血清胆固醇、调节肾上腺功能等效用。以霜桑叶、黑芝麻研末蜜丸常服，可祛病健身延寿。日本用桑叶粉和白面制小甜饼，并将桑叶提取物做糕点食品的安全色素。苏联有个长寿村，人均寿命达 120 岁，与村民喜四季饮用鲜、干桑叶汤所受裨益不无关系。

魏徵与梨膏糖

梨膏糖是上海老城隍庙土特产之一。探究起源，可追溯到唐代。相传唐初名相魏徵，侍母甚孝。其母经常咳嗽气喘，故朝中太医常给魏母诊治，疗效甚微，以草药煎服，又嫌味苦而不肯服用，以致病情加重。视此情景，魏徵焦虑万分。一日，家人从市场上买来不少梨子，魏母素喜吃梨。略懂医道的魏徵，思忖何不用梨汁加糖配上草药。于是，取苦杏仁、川贝母、茯苓、橘红等掺加之，熬成膏状药用。果然，口味甚好，魏母乐于服用。不久，咳嗽痊愈。

消息传开，朝廷内外有患咳嗽气喘者都向魏徵求教良方。魏徵平时也乐于施人，便将处方和熬制方法一一传授。此后，达官贵人和黎民百姓竞相炮制，广为流传，逐渐发展成为今日的老城隍庙梨膏糖。

蒲虔贯与药枕

蒲虔贯是宋代司仪郎。他对养生颇有研究，在实践中摸索出用药枕防病治病的好方法。一次他卧床不起，读书怡心，无意中发现一个药枕治病的故事。古时有个经营药材的客商，常在各地收购药材。一次他到外地买药，路遇大雨，因中风病倒在客店中，头晕目眩，眼闭鼻塞，气息奄奄，药商怕有人偷走他的药袋，就日夜把口袋枕在头下，不料两日过后，身有汗泽，目明鼻通，不出三日，大病痊愈。药商把口袋内的药一一记下，传于后人，凡中风者枕此药，无不生效（此中风乃《伤寒论》中的"中风"即感冒，并非脑血管意外）。

蒲虔贯见到此方，如获至宝，急忙取来中药做成药枕，果然一枕病即愈。他把这一偏方写入他的《保生要录》书中。实践证明，竹叶枕，清暑祛热；荞麦皮枕，清热祛火；菊花枕，清凉明目。

王怀隐与枸杞

王怀隐是北宋著名的医学家，专为赵氏皇族看病。他受唐代刘禹锡《枸杞井》诗歌的影响，研究后深信枸杞的延龄作用。他在《太平圣惠方》书中记载了一个耐人寻味的故事。有一使者去西河办事，路遇一青年妇女正责打一个八九十岁的老人。使者深感气愤，问女子："这老者是你何人？"女子说："是我孙子。"使者又问："为何打他？"女子道："我家有良药，他不肯服用，故而责打。"使者问："你家的药有几种，能否告诉我？"女人答："药有一种，春名天精，夏名长生草，秋名枸杞子，冬名地骨。按四时采服之，可与天地同寿。"王怀隐亲自种枸杞树，用枸杞为百姓治病。枸杞子性平味甘，补肾益精、养肝明目，实为健身良药、滋补佳品。

陆游吟诗治病

南宋陆游不仅是一位才华横溢的爱国诗人，而且是一位深受百姓爱戴的民间医生。《剑南书稿》中有七绝两首，一首透视出他辨识药物的高超本领，诗曰："逆旅人家近野桥，偶因秣塞暂消摇。村翁不解读本草，争就先生辨药苗。"另一首则记述他给百姓诊病的情况："驴肩每带药囊行，村巷欢欣夹道迎，共说向来曾活我，生儿多以陆为名。"寻常百姓对他精湛医术的拥戴之情溢于言表。《陆氏续集验方》就是他在先祖陆贽《陆氏集验方》之后，收集整理的一本验方集锦。

据传，陆游治病不但施用药剂，还善于用诗歌对患者进行心理治疗。民间流传着他写诗治病的一段佳话。有一次，陆游正在小溪练功，一位老翁在儿子搀扶下找到他，老翁的病是性情抑郁，怨气积聚所致，吃药很难奏效。于是随手写了几句诗："儿扶一老到溪边，来告头风久未痊，不用列求芎芷汤，吾诗读罢自醒然。"老翁接过诗后脸露疑惑，但陆游告诉他不必多虑，多读此诗，日后定有良效。老翁半信半疑，咏诗多日，果然像服了一剂灵丹妙药，不久风寒头痛就痊愈了。诗歌为何能治疗？《黄帝内经》一书指出："无恚嗔之心……内无思想之患，以恬愉为务，以自得为功，形体不敝，精神不散，亦可以百数。"实践证明，人在心情郁闷或病痛缠身时，吟诵一首好诗、演唱一支好歌，不仅给人感觉器官以美的享受，而且能通过人的思想情感，产生神奇的心理效应，这种作用或荡涤肺腑，或激励斗志，或陶冶情操，或宁神忘痛。

陆游与菊花枕

陆游有"收菊作枕"的习惯，他在《剑南诗稿》中写道："余年二十时，尚作菊枕诗。采菊缝枕囊，余香满室生。"陆游的《偶复采菊缝枕囊凄然有感》诗亦云："采得黄花做枕囊，曲屏深幌闷幽香。唤回四十三年梦，灯暗无人说断肠。"晚年时，陆游又写了一首《老态》诗，诗中曰："头风便菊枕，足痹倚藜床。"可见菊花不只是观赏名花，还可填制枕头、健身疗疾。

古代著名医学家华佗、孙思邈早有"闻香祛病"的原理，以药枕医治头颈诸疾。明代李时珍《本草纲目》中载："菊味甘苦，性微寒，有清热解毒、平肝明目的功能……其苗可蔬，叶可啜，花可饵，根实可药，囊可枕。"

菊花枕是一种传统药枕，它是用枕中所盛的菊花、川芎、牡丹皮、白芷等中药，利用睡眠时头部湿度及头部的压力使药物的有效成分散发出来，通过呼吸经过肺部而进入血液循环，从而达到防病治病，养生保健的目的。陆游借助过药忱，"头风便菊枕"，说明他是用菊花枕就眠的。元代文学家、做过御史中丞的马祖常也曾写诗赞美菊花具有保健作用："半夜归心三径远，一囊秋色四屏香。"

制作菊花枕的方法很简单，选用菊花干品 1000 克，川芎 400 克，牡丹皮、白芷各 200 克，装入枕套内，使药物缓慢挥发，一般每个药枕可连续使用半年左右。

雷公歪打正着制乌头

相传，南朝宋文帝元嘉七年冬，彭城东头的雷家药铺门前，抬来一位面色苍白、呼吸缓慢、浑身抽搐的中年病人。

此时，雷公正在坐堂行医，通过四诊之后，便说此乃是药物中毒之症状。病者家人称，他常下湖捕鱼，感受风寒湿邪，浑身关节酸痛，经常服中药，并说配的中药方中有乌头。于是雷公急唤伙计取来甘草、生姜、绿豆，熬成浓汁急灌下，良久，病人渐趋平稳，中毒症状随之消失。雷公叹道："中药不经加工，能杀人也。"

由于古代对乌头的加工炮制没有一个统一的办法，故乌头中毒事件屡屡发生。

一天，雷公拿着一块乌头回家，路过好友开的豆腐店，他顺手将生乌头放在豆缸旁，便与好友喝起酒来，不知不觉，喝到日落西山，雷公已处在醉意之中。回到家，雷公才猛想起放在豆缸旁的那块生乌头，一旦掉入豆缸内，后果不堪设想，雷公急派人到豆腐店四处寻找那块乌头而无着落。主人说会不会混在豆腐中一起煮了呢？伙伴在锅中打捞半天，果然取出了乌头，此时乌头颜色已变白许多。

雷公将与豆腐同煮过的乌头切片晒干，试用了几位风湿痹痛病人，居然毒性大减，于是他确定了制川乌的办法：用清水漂泡 5～7 天，每日换水 2～3 次，滤干后以 10 斤生药加豆腐 2 斤同煮，煮至无白心后捞出切片晒干就无毒性了。

雷公将自己通过实践获得的经验认真加以总结，专门撰编了毒性中药的加工炮制专论，也是我国第一部药物炮制专著——《雷公炮炙论》，书中对近200 种中药材采用了他独创的加工炮制方法，为后人安全使用中药，留下了宝贵的篇章。

现代药理研究认为乌头有毒成分主要是乌头碱、新乌头碱、次乌头碱。乌头如不经过严格炮制，服用后就会中毒，严重者甚至昏迷而死亡。

张子和击木治惊吓

金元年间，有一官宦人家的妇人，得了"惊恐症"，她每听到很小的一点声响就会惊慌失措、跌倒在地、战战兢兢不可自主。主人遍请当地医家，用了不少名贵药物，妇人的病不仅毫无起色且日趋严重。从此，全家人只得蹑手蹑脚活动，不敢发出半点声响。

一天，家人恳求路过此地的名医张子和为妇人医治。张子和在诊断中得知病人平素胆小怕事，处事谨慎小心，一天夜晚，一伙盗贼前来抢劫、放火杀人，妇人浑身发抖地躲在房中，只听得外面哭喊声、打斗声响成一片，后来，就一病不起。张子和沉思片刻说："妇人的病非药物能治，我有一个办法。"于是，他命丫鬟扶着病人立在一张高凳上，前面置一案。张子和面对病人，突然用醒木猛击木案，"啪"的一声，险些把病人惊得跌下凳来。张子和说："我这是用木块击案，你何必如此害怕？"病人惊恐不语。接着，他又连击木案，响声"啪啪"不住。病人疑惑地看着他，已渐渐不感到害怕了。这天夜里，张子和又让人不断地在病人室外敲击门窗、鸣锣打鼓，病人起初尚感惊惧，不久便逐渐平静下来。连续数日如此，那妇人对外面时起时落的响声已无惊恐之状，亦能照常入睡，疾病渐趋痊愈，家人感激不尽。

元代名医朱丹溪疗心疾

金元四大家之一的朱丹溪，不仅医理高深，而且也善用心理疗疾治病，现举二例。

秀才"怀孕"

元代有位秀才新婚不久，妻子就病死了，从此闷闷不乐，时间一久，忧郁成疾。其父带着他四处求医，总不见好。这天来到名医朱丹溪诊所，请朱医生千万想办法救他儿子一命。朱丹溪问过病情后，仔细切过秀才的脉，而后自言自语地小声说道："啊，像是怀孕了。"随后又摸摸秀才的肚子说："你茶饭不思，胃口不佳，是吧？不会错，你是有喜了，我给你开个保胎方。"拿过纸笔，规规矩矩地开起保胎方来。秀才见了不禁笑出声来，大声说道："果然名不虚传。"抬腿就走出诊所。秀才回到家，逢人便说："义乌神医朱丹溪说我有喜——哈哈！"竟一扫往日的忧郁，整日笑声不断。秀才根本没吃一点药，病情却一天天好起来了，半个月以后就完全好了。事后经人指点，秀才才明白，朱丹溪的医术真的是名不虚传。

道是无情却有情

元代浙江一千金小姐嫁与富商为妻。蜜月刚过，富商即离她而去远处经商，且一去两载不归。少妇独守空房，思虑成疾，茶饭不思，终日卧床，形状若痴，遂求治于朱丹溪。他诊查后说：此病乃思夫不遂，气结于脾，非药石所能奏效。嘱其父无缘无故地打他女儿三个耳光，还要大声怒骂一顿。从小被父亲视如掌上明珠的女儿如今无故被打骂，觉得又气愤又委屈，止不住放声大哭。谁知这一哭，到了晚上竟然想要吃东西了。随着少妇饮食逐渐恢复，朱丹溪便暗中告诉其父，你女儿虽开始吃东西，但必逢喜事方能治好病。于是两人商议后告诉少妇说："你夫已经托人捎来口信，说不日就可以归家了。"少妇听此喜讯，心中顿时如石头落地，欣喜万分，从此病情十减七，不再困卧床上，神情、活动逐渐恢复。三个月后，丈夫果然回家，少妇的病也就顺理成章地痊愈了。朱丹溪先用怒，后用喜，用怒开泄其思结，用喜解除其忧伤，真是"道是无情却有情"。

唐伯虎题诗治尿闭

传说，著名的江南四大才子之首的唐伯虎不仅才华横溢，擅长书法与绘画，而且还通晓中医药之道。

某日，唐伯虎应邀去赴四大才子之一祝枝山的五十寿宴。入席不久，忽内室传出阵阵小儿啼哭之声，经询问，原来是祝枝山的爱子生了病，小便不通，腹部胀痛，虽请医生诊过，可病情未获好转。唐伯虎听后毛遂自荐要为患儿诊病。他先看了小儿的舌苔，又切了脉象，随后很快开出一方："宝塔尖尖三四层，和尚出门悄无声。一把蒲扇半遮面，听见响声就关门。"并吩咐祝枝山："将此物数只捣烂，加食盐少许，葱白三根，捣成泥状后敷填小儿脐部，外加布条扎紧固定，很快小便就会畅通。"

祝枝山接过处方一看，知道是一首药谜诗，但因心焦爱子病情，一时竟解答不出。唐伯虎见状笑道："此乃田螺也。中医称它能利湿热、治黄疸、止噤口痢、下水气淋闭。"祝枝山急派家人买回数只大田螺，加葱、盐捣烂给孩子敷上。果然，敷药片刻后小便畅解，病痛全无，小儿玩笑如常。众宾客称赞唐伯虎医技高超，祝枝山更是连声道谢。

黄芩成全李时珍

李时珍20岁左右的时候，突患急病，咳嗽不止，每日吐痰一大碗，烦渴，虽服用柴胡、麦冬、荆芥、竹沥等解表退热、润肺清心、清热化痰之药，却并无效果，且病势日渐沉重。当地有点名望的医生看后都认为已无药可救。

正在绝望之际，村子里来了一位云游的道士。道士听说李时珍的病情后，主动找上门。他给李时珍号了脉后，开出一方：黄芩6钱，加水2盏，煎至一盏，连服半月。

李时珍的父母半信半疑地照方煎药，半月之后，烧退了，咳嗽停了，痰也没有了，李时珍逐渐恢复了健康。

痊愈后的李时珍对身怀绝技的道士非常敬佩，恳求道士收其为徒，从此，他刻苦钻研医学，遍读历代医书，走遍高山大川。功夫不负有心人，李时珍靠着天分与勤奋，终成一代医药宗师。

李时珍对救了他性命的黄芩推崇备至，称之为"药中肯綮，如鼓应桴，医中之妙，有如此哉！"

李时珍晒"书"

李时珍的家乡有一庸医，此人不学无术，可是却假充斯文，开口《伤寒论》，闭口《药性论》，这位庸医家财万贯，更有藏书之癖，他平时不惜重金，购买天下医书，以此来炫耀自己。

李时珍家境仅温饱而已，再加上常常为贫穷患者义诊施舍，因之无钱买书。为了精湛医道，博览众书，多次向这位庸医借书读，可是均被无情拒绝。

有一年夏季，梅雨季节刚过，庸医便命家人将书房内的藏书搬到院子里晾晒。各种古典医籍摊晒了满满一院子，他自己洋洋自得地在院子里踱着方步。这时正巧李时珍去一病家治病路过这里，见满院子都是晒的书，便一时兴起，走进院子里，解开衣襟，躺在晒书的架子旁，袒胸露腹，也晒起来。庸医一见，莫名其妙，惊问道："李先生，您这是做什么呀？"

李时珍笑道："我也在晒书啊！"庸医更加不解地问道："先生的书在哪里呀？"李时珍拍拍自己的肚皮说："我的书装在这里面。"庸医听后，知道李时珍是在挖苦他，惭愧得满面通红，无言以对。

李时珍治心病

李时珍出名后，求医者甚多。有的病人已经请别的医生看过，但不见效，还要请他再看看。李时珍采用心理疗法，收效极佳。一次，一个腹泻的病人请李时珍看病，说是请人看过，见效不大。李时珍给他把过脉，知道他的病已经基本好了，只待恢复体力，但病人硬要他开药。李时珍在路边拔了几株草，要病人用水煎服。这个病人服"药"之后很快就痊愈了。原来，此人的病已是强弩之末，李时珍随手拔的野草根本没有药性，不过是"安慰剂"而已。

还有一回，李时珍路过某镇，镇上一位财主拿出前几天一个郎中开的药方说："我吃了这药一点也不见效。"李时珍一看，药方上开的"四君子汤"，共是四味中药：人参、白术、茯苓、甘草。李时珍给财主一按脉，病人气虚，服"四君子汤"没错。他摊开纸笔，略思片刻，替财主另外开了一张药方，也是四味中药：鬼盖、杨枹蓟、松腴、国老。李时珍让病人按药方连服半月。财主见这四味药自己从未服过，心中高兴，连服 15 天，果然药到病除。财主登门向李时珍道谢："还是您的药方灵呀！"李时珍笑道："我给你开的药也是四君子汤：人参的别称叫鬼盖，杨枹蓟也就是白术，松腴正是茯苓，国老和甘草本是同一味药啊！"财主听罢，半天没回过神来。

李时珍妙法治泄泻

明代一位 60 多岁的老妪，患大便溏泄已 5 年。每当进食鱼肉、油腻及生冷之物，即出现腹痛、泄泻，大便日 3 ~ 4 次。遍求医生诊治，先后服调脾、升提、止涩类中药，吃了泻肚不减反加重。后经人推荐，求治于名医李时珍。李时珍问了病情，又切其脉沉滑，认为是脾胃久伤、寒积凝滞所致，不应用补涩，反当用热药下之。于是选巴豆一味，以黄蜡包裹制成小丸，每次服 50 丸，日 1 次。仅服药 2 天，泄泻即止。巴豆本是很有名的虎狼峻泻药，用之止泻而取效，何故？李时珍在《本草纲目》解释说："巴豆气热味辛，生猛熟缓，能吐能下，能止能行，是可升可降药也。大寒凝内，久利溏泄，愈而复发。法当热下之，则寒去利止。"他后来每遇到久泻而内有寒积者，就用此法治之，获效甚多。

不仅如此，李时珍还用祛风药治泻。一位皇宫的护卫军人某年夏日饮酒一夜后，出现泻下如稀水，夹杂不消化食物，每日数次，数日不止。曾服用分利、消导、升提类药物，病情反加剧。李时珍切其脉浮缓，视其肛门，见肛门因泻甚而突出体外，原有的痔疮也复发了。他判断病由饮食鱼肉、茶水过多而致，抑遏阳气，阳气不升反而趋下，饮食水谷不化，而成泻下如水之病。于是投小续命汤，一剂病愈。小续命汤乃孙思邈治疗中风（外风）所致的半身不遂、口眼歪斜等症的著名方剂，李时珍用之治腹泻，是借其扶正祛风之功及升阳之力，鼓舞陷下之阳气上升，从而达到治愈泻下的目的。

李时珍猜谜识中药

在一个风雨交加的下午，李时珍采药避雨来到一条小船上。老渔翁和他的两个不到 10 岁的孙子热情地接待了他。老渔翁为李时珍端来吃的，李时珍也从包里拿出一瓶酒，招呼主人一齐坐下共酌。交谈了一会儿，老人对李时珍身份便清楚了，便把自己知道的药物知识全告诉了他。末了，老渔翁想起一个问题，说："我们这里还有一种草药，能治身痒、癣疮。"

李时珍问："它生长在什么地方，有什么特征呢？"

"这种草长在水上，离我们很近。"老渔翁笑哈哈地又说了四句话：

"天生灵芝本无根，不在山间不在岸。始因飞絮逐东风，泛根青青泛水面。"

在一旁大孙子听后说了一首童谣："有根不带沙，有叶不开花。最爱随风飘，江河都是家。"

接着，小孙子也唱了一段儿歌："有根不着地，有叶不开花。整日随风飘，四海就是家。"

"这三个谜语都是一个谜底，你们祖孙三人出题考我呢！"李时珍低头思索了一会儿，忽然眼睛一亮抬头看到船外，一种水草在风雨中依然团聚不散，飘飘游游，便指着船外说："就是它！"原来，李时珍所指的是水中的浮萍。

李时珍解开"仙果"之谜

明代嘉靖年间，均州的太和山上有一座道教寺院叫五龙宫，五龙宫的后院有一种奇特的果树，每年长出像梅子大小的"仙果"，道士们说，果树是真武大帝所种，人吃了这种"仙果"可以长生不老。皇帝闻讯，降旨太和山道士每年在"仙果"成熟时采摘，作为贡品送到京城，供皇家享用，并不许百姓进五龙宫后院。

当时，李时珍为了编写中药学巨著《本草纲目》，正带着弟子庞宪到各地名山大川采集中药。一天，他们来到太和山下，听说山上有"仙果"，就想弄清"仙果"究竟是何物及其药用功效，于是在山下找了客栈住下。

次日，李时珍来到五龙宫，对寺院道长说："我是从蕲州来的医生，专门采集药材，研究药材的，听说贵寺有仙果，能否给我看一看？"老道长将李时珍仔细打量一番后说："这里是皇家禁地，仙果是皇家的御用之品，你还是快快离去为好。"李时珍只好无奈地下山了。

怎么办？难道让这"仙果"永远成为一个谜，为了编写好《本草纲目》，李时珍苦思苦想，茶饭不思，突然又展颜而笑。弟子庞宪不解问之，李时珍笑而不答。夜深人静，道士们早已酣然入睡，李时珍从另一条小道摸上山，他轻步绕到后院外，吃力地翻墙进入院内，快步来到果树下，迅速采摘了几枚"仙果"和几片树叶，然后翻墙出寺，连夜赶下山去。

李时珍和弟子亲口尝了"仙果"，并仔细对其进行研究，终于解开了"仙果"之谜。原来它只不过是一种榆树果实的变种，名叫榔梅，其药用功效与梅子差不多。李时珍后来在《本草纲目》第二十九卷"五·果类"中写道："榔梅出均州太和山，杏形桃核。气味甘酸平，无毒，主治生津止渴，清神下气，消酒。"

李时珍和《蕲蛇传》

自古以来，蕲州就是白花蛇集聚之地。由于白花蛇是名贵的中药材，所以历代官吏都以向皇宫进贡为借口，挨户摊派，逼着群众上山去捉白花蛇，当地流传着一首民谣："白花蛇，谁叫你能避风邪！州中索尔急如火，县官派人只逼我，一时不得皮肉破。"但是，白花蛇"其走如飞，牙利而毒"，故很多人便从蛇贩子那里买来交差。

李时珍考察药物来到蕲州，发现蛇贩子的白花蛇与蕲州的白花蛇有些差异，便留心观察，辨别起来。他和蕲州捕蛇者一起，奔向盛产白花蛇的龙蜂山，躲在洞旁，等待蛇的出现。经过数天的观察，终于发现蕲州白花蛇最喜欢吃的是红藤绿叶而又臭又辣的石楠藤。尔后，下山调查蛇贩子，方知他们的白花蛇是从江西兴国县所辖的一座山里逮的。那地方没有石楠藤，所捉的蛇以食小昆虫和鼠类为主，蛇贩子还悄悄告诉他，这些蛇没有毒，即使伤人也没关系。这就更使李时珍要弄清这两种蛇的药用效果差别了。

他向蛇贩子和蕲州的捕蛇者，各买了一条蛇，在比较中发现：两种蛇虽然都是"黑质而白章"，但蕲州蛇胁下有 24 个斜方格子，且比兴国蛇稍短小；蕲州蛇死不闭眼，兴国蛇死而瞑目。在临床使用时，发现兴国蛇虽有除风湿和筋骨痛的效果，但远不及蕲州蛇效果好，这是因为蕲州蛇本身所含毒性，才有特殊治疗作用。而且，像兴国蛇贩的白花蛇，全国各地都有，产量较大，而蕲州蛇仅产蕲州，外地很少见到。于是，他把这些鉴别要点记下来，写成《蕲蛇传》。留下两种药名，为后世医师临床选用提供了方便，也避免了大量误用蕲州"白花蛇"而发生的中毒现象。

李时珍送礼

相传有一天李时珍应邀去一豪门，到了门前，看见出出进进的人川流不息。仔细打听，方知今天是老爷六十大寿，那些人都是前来送礼的。怎么办呢？李时珍想了许久，只好到不远的药铺买了六两黄精，并写好了礼单。到了老爷家门前正要进去，门卫看李时珍衣衫破旧不让进。李时珍把礼单交给他，他一看"黄金六两"，便赶快带他入内见老爷。老爷见礼单后，脸露微笑心欢喜，可把礼包打开一看，原来是一包中药，老爷顿时转喜为怒，大发雷霆："我今天六十大寿，为何送一包中药？太不吉利，给我拉下去打二十大板。"李时珍不慌不忙地说："老爷息怒。黄金你有的是，可不能延年益寿。我这包中药叫黄精，能大补身体，能延年益寿，我送它祝您福如东海、寿比南山，这比送黄金还要大吉大利啊！"老爷听后觉得有一定的道理，怒气立即消了大半。又问："为何把黄精写成黄金？"李时珍回答说："第一，黄精与'黄金'同音，意义也相近。第二，我不把黄精写成'黄金'，门卫能让我进来见老爷吗？第三，黄精确是上等补益药，可润肺滋阴、补脾益气、补肾益精、延年益寿。今天作为寿礼送给老爷，这不是最好的礼物吗？"老爷听后，脸上慢慢露出了喜色。

李时珍戏昏官

李时珍曾任四川蓬溪知县，后因继承父志编修《本草纲目》，决意辞官回乡。临行，接任的县官央求道："素闻李公医道高明，可否为下官开贴滋补单方？"

李时珍早闻此人是个"酒色财气"四全的昏官，于是佯装允诺，顺手开了一剂药：柏子仁三钱，木瓜二钱，官桂（肉桂）三钱，柴胡三钱，益智（益智仁）二钱，附子三钱，八角（八角茴香）二钱，人参一钱，台乌（乌药）三钱，上党参（党参）三钱，山药二钱。

第二天，那昏官将单方交师爷去取药。师爷细细一看，忙说："大人给他骂了！"接着道出其中奥秘：每味药的首字连起来便是，"柏木官（棺）柴（材）一附（副），八人台（抬）上山。"

李时珍巧施"白虎汤"

李时珍年轻时，由于一次行医遭遇挫折，立誓要遍访名医，学有所成。一日，李时珍来到江西庐山脚下湖口县城，走进一家生意十分兴隆的大药铺，谎称家中失火，出门谋求生计。店主见他草鞋布衣，精明诚实，就收入店堂做一名打杂的伙计。

该店主是当地一位颇有名气的老郎中，店主有一位继母，久病卧床不起，本来按病情该用"白虎汤"，但店主担心继母年迈体弱不胜药力，若用之后出现三长两短，自己会落个不好的名声，久久不敢下药。另投他药，总不见效。店主每日出诊归来，都要在后房问安，出房后又总要惋惜叨念："若是亲生母，当用白虎汤。"

李时珍每闻其叹，不知内里。一日，他趁店主出诊，装着打扫请安，细察病情，果然要用"白虎汤"。他便趁药师上茅厕的机会，走到药橱前自己配药，亲自煎好药汤，送到老人床前，一匙匙地喂下。老人服药后，便觉轻松了许多，晚饭时还吃了半碗饭，等店主回来问安时，病已好了大半，店主惊问其故，继母便告之李时珍喂药一事。

店主急忙找来李时珍，问其所服之药，李时珍说是"白虎汤"，店主双手一拍："不错，不错，我也知应用白虎汤，但不敢用，你不仅懂药，在用药下药的胆量上还胜我一筹。"于是，店主不让李时珍打杂，让李时珍坐堂门诊，自己仍然下乡巡医，两人互相配合，把药店办得越来越红火了。

后来，店主索性邀请李时珍将夫人从蕲州接来湖口，两人齐心合力办店行医，李时珍不久便成为湖口县众口皆碑的神医了。

李时珍巧破案

明朝年间，蕲州城里有个王妈。一天，她女婿李仁来拜望她。她热情地煮了一大碗热气腾腾的鸡蛋面条招待女婿。大约一顿饭工夫，王妈来看女婿吃完了没有，走到桌边一看，不禁吓了一大跳。原来，李仁面条没吃完，就栽倒在地上，不省人事了。李仁的父亲得知儿子死在岳母家中，不加思索即赶紧到县衙告状，说儿子被亲家母谋杀。知县令人带王妈。王妈大呼冤枉，细说女婿倒地经过，知县听罢，感到此案十分棘手。有位衙役献计说："我们何不请名医李时珍来看看，案子或许有眉目。"知县认为是个好主意，马上派人去请李时珍。

人命关天，李时珍赶到出事现场，详细向王妈了解事情经过。于是，他让王妈再煮一碗鸡蛋面条，照原样放在桌上，自己则躲在门后观察动静。

桌上的面条热气直往上冒。不一会儿，只见屋梁上一条茶杯粗的大蛇把头伸了过来，身子缠在椽条上，大嘴一张一合，吞吸从面条碗里冒出来的香热气味。大蛇一边吞食香气，一边从嘴里滴下涎水来，涎水正好滴在碗里。

李时珍立即明白了李仁的死因系中毒所致。他一面让人把毒蛇打死，一面替李仁号脉。李仁中毒很深，但还有脉搏。李时珍煎一碗解蛇毒的汤药，给李仁徐徐灌下。不久，李仁睁开了眼睛，经几天的调养，恢复了健康。李仁死里逃生，王家和李家之案不审自结，双方万分感谢名医的救命之恩。

李中梓治病趣闻

李中梓是明末清初的著名医学家。一次，一人患伤寒，病逾5日，泄泻不止，心中烦乱不安，两目上视，遍服诸止泻药皆不见效。病家请李中梓诊治。

李诊脉后说，病人寸、关、尺三部脉沉而数，切按病人腹中有结粪，用大黄、厚朴、枳实三味药治疗，且大黄量加倍使用。病人服泻药后，连续拉了2次，慢慢地泄泻便止住了，心中烦乱也渐渐消失。病人腹泻，医生止泻，这是理所当然的，为什么李中梓反而用泻药呢？

原来，这种奇特的治法在中医学中叫作"反治法"。二千多年前的中医典籍《黄帝内经》中提出的"塞因塞用，通因通用"，便是反治法的具体应用。若此时止泻，积秽未去，病人更觉腹胀，甚至会酿成严重后果。再如腹胀，最常见的是因为饮食过多引起，若给病人吃些消导药，排出腹内积气、食滞，腹胀便会减轻，这是常法。但腹胀若由于中气下陷所致，就不能用消导药，而要用补气升提药，这叫作"塞因塞用"。

又一次，李中梓遇上一位病人，这人烦躁不安、面赤身热、昏烦闷绝，不时地要冷水喝，手扬足掷，一派热症表现。李中梓通过诊脉，发现其脉象洪大无邪，机丝线一般细，说："其脉浮大沉小，这是阴证似阳的表现。"于是拟出一剂以温热药为主的助阳方剂。并告诉病家，煎好药后，放入井中，待其冰冷时再服。旁人疑惑不解："病人一派热性症状，为何还要用温热药呢，这岂不是'火上浇油'？"李中梓回答道："这一派热证是阴盛至极造成的。烦躁面赤是假象，持脉重按细如丝线，可知病属寒性。既属寒证，故必须用附子、干姜等温热药来温补阳气。"又有人问："那您为何又要将煎好的药放于井中呢？"李中梓答道："病人外热虽是假象，但这种情况下服温热药易致呕吐，特别是热服或温服时更易发生。内寒证却非用热药不可，所以我把药放入井水中冰冷，达到热药凉服的目的。"旁人点头称是。

果然，仅仅服药一剂后，病人狂躁即去，再服一剂，神清气爽而病愈。

杨继洲二治腿痛

杨继洲是明代著名的针灸学家。隆庆二年（1568年），他被召到京城，在圣济殿太医院担任太医。一次，朝廷的一位大官许鸿宇患两腿痛，白天晚上几乎没有间隙，足足痛了两个多月，吃了一大堆药，效果不明显。他的下属，一位姓王的官员推荐杨继洲给他治疗。

杨继洲正当中年，在太医院还没有名气，许鸿宇对他并不放心，问道："杨先生，你有何妙法治我的病？"

杨继洲在仔细诊断之后，很有把握地说："许大人的病，依我看算不了什么，扎上几针之后就可以穿鞋行走了。"

许鸿宇皱皱眉头说："我的两条腿从上到下没有一处不痛，不少名医部为之束手，你不是有点言过其实吧？"

杨继洲猛然站起，向许鸿宇拱拱手，客客气气地告辞了。姓王的官员赶紧追出来劝杨继洲不要急着走。杨继洲摇摇头说："《黄帝内经》中说过，不相信针灸的人就先不给他针灸，否则也不会有多大效果。"

又过了十来天光景，许鸿宇的痛越来越重，实在受不住了，便想到了杨继洲，死马当作活马医吧，他让姓王的官员去请杨继洲。杨继洲听说许鸿宇主动请他，便高兴地说："这样，治起来就更有效果了。"

杨继洲在许鸿宇的双侧下肢取环跳和绝骨两个穴位，下针之后，针感沿着胆经传导，一直胀麻到足部，当他取下银针，许鸿宇觉得疼痛突然消失了。经过杨继洲的治疗，不到10天，躺了数月的许鸿宇又迈着方步到工部衙门办公去了。

李在躬巧开药方

明代名医李在躬颇有诗名。一次，有个县官生病，请来李在躬。他给县官诊脉后，提笔开了一个处方。县官接过一看，上面写的是一首《山居即事》诗：

三径慵锄芜遍秽（生地），数枝榴花自鲜妍（红花）。

露滋时滴岩中乳（石膏），雨行长流涧底泉（泽泻）。

闲草文词成小帙（藁本），静披经传见名贤（使君子）。

渴呼童子煮新茗（儿茶），倦倚熏笼灼篆烟（安息香）。

朱为多研常讶减（砂仁），窗因懒补半嫌穿（破故纸）。

欲医衰病求方少（没药），未就残诗得向连（续断）。

为爱沃醪千顷碧（空青），频频搔首问遥天（连翘）。

县官阅后不解地问："此诗何解？请指教！"李在躬笑道："这是一首药名诗，每句隐一药名，共计 14 味中药，组成一方，便可治大人之病。"遂在每诗后填一味中药名及用量。县官细读后拊掌叫妙，嘱人照方买药。

戴思恭慧眼识药

戴思恭，字原礼，明代医学家，是朱丹溪的得意门生。戴思恭医术精深，博览群书，勤奋好学。

有一次，戴思恭路过南京，见一医家门前来求诊的病人特别多，戴思恭认为他医术高超，是位"神医"，所以天天去其门口观看。一日有一求药的病人刚出门外，那医生就追出来，告诉病人说，"煎药时要加一块锡同煎。"戴思恭听了，十分奇怪，便向那位医生请教。那医生说这是古方上写的。思恭求得其书，发现字迹刻错了，乃是"食易"字误刻为"锡"。版本误刻，医生不加核对，不加思考，以讹传讹搞错了。"食易"现在简写为"饧"，即饴糖，俗称"麦芽糖"。戴思恭向医生讲明原委，医生羞愧不已，若不是遇见戴思恭，怕要出事故了。

蒲松龄与中医药

蒲松龄精通中医药。在他历尽沧桑和坎坷的一生中，除《聊斋志异》之外，还撰写了《药崇全书》《伤寒药性赋》《草木传》等医学科普著作。并有以医药为内容的赋文、诗词、杂记之类作品流传后世。

由于蒲松龄博学多闻，于医亦多曾刻苦钻研，所以在《聊斋志异》的很多作品中都有医药内容，或单独成篇，或片鳞半爪。如《封三娘》所述封三娘虽是狐仙，却对医道养生很有见地。她说从小得到养生秘诀，擅长"吐纳术"，可以长生不老。她对养生的见解是，大凡修炼，无非是要血气贯通罢了。蒲松龄还将针灸、按摩、气功、外科手术等多种治疗手段运用到《聊斋志异》故事中。《太医篇》讲的是针灸术。《邵女篇》中邵女以德报怨，医好金氏反胃之病，又用金针医治金氏的心痛病。《梅女篇》中梅女为封氏按摩，她双手交叠，手所经处，筋骨似醉，体舒气和，使人沉沉而睡。醒来时，骨节轻和，殊与往日。《褚遂良》中用气功加按摩治病。《娇娜篇》故事中有外科手术的描写。《人妖篇》说了一个以手术变性的故事，也许是中国手术变性史上的最早记载。

蒲松龄医诗戏儒生

相传，蒲松龄早年流落苏北宝应，身无分文，只好挂牌行医糊口。一次，他为县太爷治好了病，县太爷送块"药到病除，圣手时医"匾给他表示感谢，谁知一时大意，错把"时"写成"诗"字。

匾一挂起，触怒了当地一班儒生，便蜂拥而至发难。只见人群中走出一位秀才，拱手道："先生号称诗医，学生觅得小诗四句，请圣手赐教。"说罢递上一张纸。蒲松龄接过一看，是一首人生四件喜事的五言绝句："久旱逢甘雨，他乡遇故知，洞房花烛夜，金榜题名时。"他略一思索，当即提笔批下"此诗宜补，方有起色"八个字，众儒生一看，哄笑起来："诗文哪有吃补药的。"蒲松龄哈哈一笑，道："首句补'十年'，二句补'千里'，三句补'和尚'，末句补'老童'，诸位意下如何？"众生一想，吃了补药的诗就成了"十年久旱逢甘雨，千里他乡遇故知，和尚（还俗）洞房花烛夜，老童金榜题名时"，又反复仔细一想，是补得有理呀。一时无言以对。

过了一会儿，另有一位瘦个杜秀才走出人群，从袖中取出一纸，蒲松龄一看，原来是千古传诵的极品，杜牧的《清明》诗："清明时节雨纷纷，路上行人欲断魂。借问酒家何处有，牧童遥指杏花村。"看罢，他灵机一动，也写了八个字："泻药一剂，脚轻手快。"众儒生不解，便问，不知怎么泻法？蒲松龄提笔边删边说："清明就是时节，还要'时节'何用？行人自然在'路上'，'路上'二字可泻去，何处就是问路，不必'借问'，最后一句，'牧童'嘛也似觉多余，也可泄去。"杜秀才笑着作难道："前三句泻得好，末句却万万不可泻，否则有谁来指路？"蒲松龄笑道："'牧童'所指甚窄，难道没有其他知情者指路吗，可见你从来不回家祭祖扫墓的。"几句话把杜秀才羞得面红耳赤，怏怏而退。

蒲松龄养生轶事

蒲松龄在青少年时期，不重八股文，暇时博览群书，还特别喜爱攻读中医药书籍，掌握治病技术。康熙九年，蒲松龄应友人江苏宝应知县孙树百之聘，充当幕宾。有一次，为了调查一宗冤案，蒲松龄乔装郎中，一边走村串庄以看病为名进行私访暗察，一边通过同病人交谈收集材料，以助破案。在不长的时间里，蒲松龄治病的本领便有了名气，不少病家纷纷上门求诊。

蒲松龄不仅会医病，他配制的"菊桑茶"还远近闻名。相传，蒲松龄当年为收集《聊斋志异》的写作素材，曾在家乡柳泉设立了一个茅亭茶座，自号柳泉居士。他每日为过往行人供茶解渴，不收茶费，但饮茶者必须给他讲一个故事或传说。为了让行人饮上好茶水，蒲松龄查阅大量医药书籍，自制了一种由菊花、桑叶和蜂蜜制成的"菊桑茶"。医家认为，菊花入茶，具有清热解毒、平肝明目的功效；桑叶既能疏散风热，又能清肝明目；蜂蜜具有滋养补中、滋阴润燥、调和诸药之效。三药合用，相得益彰，茶水观之碧绿，闻之清香扑鼻，饮之沁人心脾，实为茶中之上品，饮过此茶者无不赞叹。为了制作"菊桑茶"，蒲松龄还在自己家旁开辟了药圃，种菊栽桑，还养蜂。

蒲松龄把养生之道视为祛病延年、强身健体的好方法。他在西铺毕府教私塾时，每天清晨就到"石隐园"的松柏林中，呼吸着飘动着松柏香气的新鲜空气，先练一遍"五禽戏"，再分开马步，半抬两臂，瞑目静站，练一会儿静功，最后把"蛙鸣石"举上几十下，每每感到周身汗津津的方罢手。

蒲松龄博览医籍，精通医术，善于养生，在漫长而艰辛的一生之中，很少生病，始终保持了充沛的精力，进行了文学创作，以七十六岁高龄方谢世。

叶天士拜师

清代乾隆年间，兰溪有个名医，名叫陈振东，上门求医者络绎不绝。

一天，陈振东家里来了一位陌生人，四十开外年纪，谈吐文雅，举止大方。他对陈振东说："小可亦好医者，唯学识浅陋，难究深奥。今仰慕先生大名，万望先生施一犬之食，收为门徒。"陈振东一向宽宏大量，见他这样恳求，便收下来学习配药。

陈振东家前堂是药房，后堂是诊室。病人到诊室都要经药房柜台边走过。这位新到的配药师站在柜台内，凡有病人从柜台前走过，他用眼睛一盯，便看出七八分病情，先生药方一到，他不用细看，便知道是哪几味药，分量多少。久而久之，只要病人从柜台边走进去，他开始撮药，等药方到，药已包好递了出来，并与药方开的分毫不差。

有人私下对陈先生说："你何处请来这位配药师，真是奇才呀！我多次见他药方未到药就配齐了。"陈振东在暗中察看果真如此。

当晚，陈振东请配药师赴宴，说道："先生精医学，缘何甘愿在舍下受屈？请如实相告。"

配药师见陈振东态度诚恳，就亮了自己的身份："小可家住苏州，亦一向从医，人称叶天士的便是。"陈振东一听，大惊，说："先生是江南名医，何不自挂招牌行医，反而在此埋名受屈？"叶天士说："实不相瞒，只因三年前遇一病人，实肺烂后期，小可认为不可救药，拒之门外，岂料却被先生治愈。由此可见，先生医术远在小可之上，故而愿投门下为徒，以增学识。"陈振东思索良久，想起三年前确有一个病例，照书上配方以"雪梨"为食，治愈肺烂后期。陈振东取出药方，叶天士也取出所备之书，两者相同，只不过叶天士所备之书那一行字被蛀虫蛀掉了。席间，两人畅谈行医心得，十分投机，竟成挚友。

叶天士的"疗贫方"

一日，叶天士乘肩舆出，有乡人迎道求医，乞视其疾。叶天士停舆诊之，曰："六脉均调，舌质如常，四诊无异，奚有疾耶？"乡人答曰："公为名医，奇疴险症，无不洞悉，小人所患本非体疾，乃贫病也。苦无良策，人皆不得识，公能疗之乎？"叶天士笑曰："是疾也，尚属轻症，何难之有。余白昼治病不暇，至晚方休，望尔于今宵来取方，定能药到病除。"至暮，乡人竟登叶公之门，乞医贫良药。叶天士令其尽拾姑苏的青果核，弃种庄稼，全植青果，多多益善。临行嘱其苗壮来告，是有用处，当获厚利也。乡人不解其意，信非嬉言，遵其教行之。未几，橄榄苗芄芄然，遂走告叶天士，叶天士告曰："即日有求橄榄苗者，为尔独家所有，必高其值，勿贱售也。"时值春末夏初，风温外感之疾盛行，叶天士必于辛凉解表方中，书以青果苗一味作药引。病者争相往购，数日苗渐稀，求者仍众，值益昂。乡人获利颇多，旋摆脱困境。叶天士悉橄榄苗尽而药引亦不用矣。既而乡人具厚礼来谢，叶天士问曰："病愈乎？"乡人喜而答曰："赖公力，已全瘳矣。"叶天士笑而遣之。

叶天士巧取鱼钩

一天，苏州城内有个孩子，模仿鱼儿上钩把鱼钩吞入口中咽下。其母慌忙用手提线想拉出鱼钩，可鱼钩钩住咽喉出不来，孩子疼得又蹦又跳，哭喊不绝。忙去请城中名医叶天士。叶天士赶来一看，一时感到束手无策。正当苦苦思索之际，忽然瞥见旁边一位老太婆手中的佛珠，顿时眼前一亮说："有了。"只见他要过佛珠，操起桌面上放着的一把剪刀，"咔嚓"一声将一串佛珠拦腰剪断，捋下一把散珠。随后，他把佛珠一粒粒地穿入露在小孩口外的鱼钩线上。这样，佛珠便顺线滑入小孩口中到系有鱼钩的另一线端。一会儿，数十粒佛珠与鱼钩形成一条有硬度的整体，叶天士小心翼翼地将佛珠往里一推，鱼钩便脱开咽喉。在场的众人目睹此景，无不赞叹叶天士术高法巧。

叶天士与黄连

有一天，叶天士愁眉不展，独自在房内徘徊，口中自言自语，尽是"黄连"二字。原来，叶天士的老母近日患病，发热不退，胃纳不佳，胃脘作痛，烦躁不安。他欲用清热之剂，又恐母亲年老体弱，受不住寒凉药的攻伐，故一时没了主见。

叶天士向仆人询问："此时医士尚有学问深而名未著者乎？"仆人答："江尾有一章医生，言其医术恐超过主人，但找他看病者却寥寥无几。"叶天士沉吟一会儿后说："口出大言，当有实学。"立即亲笔修书一封，命仆人请章医生前来诊视母亲的病症。信中写道："君住江之尾，我住江之头，未识尊颜，诚惶诚恐，家母失健，恳望赐医。弟天士叩首。"

章医生给叶母诊病后，开方一剂，独用黄连。叶天士看此兴奋地叫了起来："吾早欲用此药，奈家母年高，恐灭真火，故不敢耳。"即命仆人速去取药。

章医生说："太夫人之病是湿热郁于心胃之间。两尺脉长而有神，本元坚固，用之无害。黄芩清上焦之火，黄连清中焦之火，黄柏清下焦之火。黄连燥湿清热，无热去湿重、湿除热重之弊。古人对黄连的研究十分精细，在处方用名上，有炒黄连、姜黄连、酒黄连之分。"叶天士连连称是，拜首相叩。叶母服第一剂后热退入眠，渐有食欲；服第二剂后，病即痊愈。叶天士赞道："章兄医术远过于我矣！"遂广为宣扬，盛赞章医生的医术。从此，章医生名声大振，而叶天士求医不耻下问的美谈也一直流传至今。

叶天士诊病轶事

惹怒激痘　一天，叶天士去乡间出诊，路见一采桑少妇，突叫车夫上前搂抱，少妇怒火中烧，高声怒骂，其夫也殴打车夫。少顷，叶天士上前解释："她的痘久不出，不治有生命危险，故设法激她发怒，今晚就可出尽。"那少妇果然当晚出了痘疹。

借蚊治病　叶天士有个外孙，一岁时出痘不顺，叶天士看后认为难治。女儿急了，拿起剪刀说："不治好他，我先死在你面前！"叶天士无奈，想了很久，终于想出一法，让小孩裸体躺在空房之中，自己会朋友去了。女儿想看孩子，可是门却锁得严严实实，女儿哭得死去活来。叶天士直到深夜才归，开门一看，外孙遍体都已出满水痘，像珍珠一样粒粒饱满。原来空房内蚊子很多，蚊子不断叮咬病儿皮肤，使痘出齐。

巧用梧桐叶　一妇人难产，几天几夜生不下。别的医生已开出药方，其夫拿药方请教叶天士。叶天士在原方中加上一片梧桐叶。服后，产妇顺利产下胎儿。后来，有的大夫治难产也仿效叶天士加上一片梧桐叶。叶天士笑道："我用梧桐叶，当时正是立秋时分，如今秋天已过，再用梧桐叶，还有什么用呢？"

蟹治漆毒

一位青年即将成婚却得了一种怪病。往日清秀的脸肿得变了形，眼睛也被极度浮肿的眼睑遮盖得不见了踪影，头大如斗，身上也布满疹子。家人赶紧去请名医叶天士。

叶天士诊病有个特点，凡诊一病，定要弄清病由。他为新郎诊脉，六脉平和，只是略有一点虚弱，觉得这病有点蹊跷。沉思良久，叶天士把目光移开了病人，扫视了一下房间。忽然，他发现床、衣柜、桌子、椅子全是新的，而且嗅到一股熏人的漆味，顿时，他恍然大悟，原来，新郎是中了漆毒。他叫人把病人搬出新房，又派人到集市上买了几斤鲜螃蟹，捣烂成糊，然后遍敷病人身上。不到两天，病人肿消疹退。

古人对漆过敏早有认识，在古医书上称为"漆咬人""漆疮"。而螃蟹可以解漆毒。

扫叶庄与踏雪斋

叶天士与薛雪两人本来一起共医，关系也好，但两人后来却因为一件事不相往来。

那年苏州流行大瘟疫，官府在此设立医局，救治老百姓，要求当地名医轮流参加义诊。这一天，医局里来了一名更夫，全身浮肿，皮肤变成了黄白色。

薛雪先到了医局，给这位更夫诊脉以后挥手让他出去，"你的病非常严重，没法治了，回去吧！"更夫垂头丧气地走出医局的大门，正好迎面碰到叶天士来医局。叶天士说："这不是更夫吗？看你这病恐怕是烧蚊香中毒引起的，你跟我进来吧！"叶天士给更夫开了两剂药，对他说："不用害怕，吃了这两剂药就会好的。"

薛雪在一边恰恰听到看到了这一切，认为叶天士是故意使他难堪，心中又恼又恨，回家后就把自己的书房改名为"扫叶庄"。叶天士听说后也非常生气，也把自己的书房改为"踏雪斋"。从此两人不相往来。

后来，叶天士的母亲得了伤寒，叶天士小心翼翼地精心诊病开了处方，但母亲吃药后总也不见好转。这事传到了薛雪耳朵里，薛雪笑笑说："这种病要是放在别的病人身上，叶天士早就用白虎汤了，病在自己母亲身上反倒没有办法了。"薛雪的一个弟子插话说："白虎汤性重，他是怕老人受不了。"薛雪说："她这病有里热，正是白虎汤证，药性虽重，非用不可。"

这些话传到了叶天士耳里，他很佩服薛雪的见解。他确实想到了白虎汤，也确实是担心母亲年岁已高承受不了。听了薛雪的话后，坚定引自己的信心，就给母亲用了白虎汤。果然，他母亲的病很快就好了。

这件事教育了叶天士，他觉得作为一位名医，更应心胸开阔、互相学习，就主动去薛雪家登门拜访，两人又重归于好了。

李渔的保健"怪招"

清代戏曲理论家李渔的保健疗疾之道，颇为大胆出俗，独具特色。所著《闲情偶寄》一书中，有六段谈及保健疗疾的小品，名为《笠翁本草》，突出地阐明他的保健疗疾之道。

酷爱之物是良药　李渔患病，想吃杨梅，而医生告知其妻杨梅性热，一二枚即可使丧命。于是，妻哄骗他衡市上没有杨梅。李渔听后不乐，病更加重。适时街上传来喝卖杨梅之声，李渔大喜，精神为之振奋，急令妻子去买杨梅。待几枚杨梅吃下，神怡气顺，不觉病竟退去。于是李渔得出结论，能在病时得到酷爱之物，就是治病良药。

朝思暮想之物可疗疾　李渔从日常生活实践中发现，无论什么人，都有朝思暮想之物。人在病时，突然给他送去朝思暮想之物，比神医妙药所起的作用大得多。如无力达到病人需求，不妨暂且骗他一下，使他挂念之物如在眼前，一般都有效。

亲友安抚增健康　李渔指出，人在病时，必须见心中仰慕之人，或亲属，或朋友，或情侣，心有所挂念而不能得见，必使疾病加重。

名人与中医药

契慕之人胜良药 李渔认为，每一个人，一生都有一个契慕之人，如在病时，契慕之人突然到来，远胜一剂良药。

乐为是药 李渔主张，人在病时，不要停止"乐此不疲"的工作。李渔每患病，便吟诗，便作诗，便作文，每用此法"乐此不疲"，无不应验。

平痛恶为药 李渔认为，人在病中，性情烦恼，忽闻平生痛恨之人、厌恶之物或恼人之事已被除掉，一解心头之恨，疾病或可为之遁去。

从上述六段中，足以看出李渔疗病攻疾之方，根本不用药物，而采用的是"中医心理疗法"，旨在通过采用各种心理诱导技巧，促使病人怡情畅神，通过"心神"影响或控制人的身心，使心态平顺、气血调和，让脏腑经络等组织的功能正常运行，增强人体免疫功能，很快恢复健康，祛病延年。

李掌柜苦寻药引，傅大夫妙起沉疴

相传清代初年，有一李姓掌柜身患重病，头昏脑涨，目光呆滞，食欲下降，睡眠欠佳，倦怠乏力，病情渐重，形销骨立，虚羸已极。这时，又访得一位名叫傅山的名医，便前往求治。名医经望闻问切后认为李掌柜因劳心过度，损脾伤肝，脾损则不生血，肝伤则不藏血，肝脾损伤虽重，却还有一线生机。"处方不难，只怕两味药引难寻。一是人脑百个，二是盘龙草百条。"李掌柜一听，露出了惊讶的神色。傅大夫解释道："人的头油是人脑之精，都渗在毡帽上，这浸透了头油的旧毡帽就是人脑；盘龙草则是戴过的旧草帽，由于它饱受汗精滋养，故能治病。这两味药引要在每天清晨，到挑担推车人那里去寻找。"

从此，李掌柜每天清早起床，走到城门口去寻找这奇特的药引。时间一天天过去了，药引越找越多，李掌柜的心情越来越愉快。一年多后，李掌柜带着找齐了的药引，去傅大夫那里求方。傅大夫笑着对他说："你排除杂念，一心寻药，如今身体已健，何必再开什么药方呢？"此时，李掌柜恍然大悟：傅大夫哪里是为了让他寻这奇特的药到病除的药引，而是让他转移意念，活动筋骨，来治愈他的怪病。

煮软石头慰病妻

明末清初名医傅青主，行医时碰到一对恩爱夫妻偶然发生口角，妻子十分伤心，从此病倒。丈夫懊悔不已，再三赔不是，妻子的病情仍不见起色。傅医师问明病因后，顺手拣起一块小石头，嘱回家先用文火煮软，作为药引。但煮石头时，一定要丈夫不停加水，一刻也不能离开。丈夫回家后，遵嘱日夜不停地煮起石头。几天后，眼睛熬红了，人也瘦多了，仍丝毫不改倦怠。病妻见此情景，深为感动，主动下床来代丈夫看火煮石，并让丈夫问傅医师，石头何以还煮不软？傅青主微笑地说："你妻子的病已经好了！石头虽然煮不软，但你妻子的心已软了。"

人参元肉救危儿

清朝年间，一天，医家陈复正应邀到一高姓人家出诊。这家有一小儿，生下不久即患"百日咳"，咳嗽频繁，面白自汗，满头青筋，囟门宽大。他诊后告诉病家，患儿为肝风有余肺气不足，中气更虚，需速投人参救治。病家同时还请了另一位医生，这位医生认为小儿方生不久，至柔至弱，服人参峻补温热之品，万万不可。病家听信这个医生的话，不敢用陈复正的方子，而改用此医生药方医治。

两三月后，病儿不但未见好转，反而病情加重，奄奄一息。病家只好硬着头皮再请陈复正诊治。陈复正不计前嫌，速去病家。陈复正告慰病家，此儿还有救治希望，仍令取上好人参一钱，元肉（龙眼肉）5 粒，蒸汤予服。服后稍顺，又连服人参一钱、元肉（龙眼肉）7 粒蒸汤喂服，竟获大效。经陈复正 20 多天精心治疗，患儿总算起死复生。原来，幼儿并非绝对禁用人参，问题是要用之得当，那个医生只好自叹医术不精。

曹雪芹与医药

　　曹雪芹是一位伟大的文学家。但有些人不了解他对医术也很有研究。曾有人统计，《红楼梦》一书中涉及医学的描写计有291处，约5万余字。书中使用的各种医学术语有161条，涉及病症114种，方剂45首（含膏丹丸散方），药物127种，提及太医、御医、民间医生等各类医疗人员14人，记有完整的中医病案13个。书中对林黛玉的描写从医学角度就可以看成是一份结核病病程的完整病历。

　　在北京民间也有关于曹雪芹为人治病的传说。

　　相传曹雪芹住在香山脚下，有一天他在山后的白家疃遇到一位瞎老太太，只见老太太衣衫褴褛，手拄拐杖艰难地一步步上山来，显然是个穷苦人。曹雪芹忙走上去搀扶老人，问道："老人家，您的眼睛是怎么瞎的？"

　　老太太听到曹雪芹说话很和蔼，就对他说："唉，这是前世造的孽，我这双瞎眼是从娘胎里带来的，刚生下来眼就看不清东西，眼仁上有一层白丝丝，看东西都是模模糊糊的，以后就干脆什么都看不见了，眼前只有白茫茫一片，可遭了罪啦！"

　　曹雪芹觉得这种病或许还有救，于是就对老太太说："老人家，别着急，我送您回家去。"

　　到了老太太家里，曹雪芹从蒜辫上摘下几颗独头蒜，捣烂以后拌上醋，盛在小碟里，放在老人眼下，又把点着的香火往醋碟里一蘸，浸灭香火，趁着热气，在老人眼前晃动，不多一会儿，就见两滴黑血从眼角流了出来。

　　老人立刻说："我看见眼前有个红点儿，那是你点着的灯亮儿吧？"接着老人又激动起来："我看见了，是你吗？是你给我治好了眼睛！"

　　说着，老人就要跪下给曹雪芹磕头道谢。曹雪芹赶忙拦住，扶老人在炕沿坐下，对老人说："您慢慢养着，别累着，不然还会犯的。以后我会常来看您老人家的。"

　　曹雪芹说到做到，以后还真成了老人家的常客。曹雪芹为人治病的故事也不胫而走，流传至今。

曾国藩推崇慎药而医

曾国藩曾劝老年人以少服药为上策。他强调，治心以广大二字为药，治身以不药二字为药，有病时要慎重吃药，无病时可偶服补剂调理。

原来，曾国藩认为许多疾病可不药而愈。他一老友患疟疾，病极重，水米不进达14天，甚至已将后事托付给曾国藩。曾国藩一概应允，而始终劝其不服药。此友大病20天后，竟不药而愈。事后，曾国藩告诉这位老友：药能救人，也能害人。许多疾病一味依靠药物来治疗，并不见得有效。倒不如依靠自身抗体的免疫力来战胜之。特别是人到老年各项功能都有所减退，药用得不当，反而会引起一系列的副作用，所以还是慎用为好。

三钱莱菔子换个红顶子

清末某年，慈禧太后做寿时，因贪食佳肴而病倒，慈禧命御医每日给予"独参汤"进补。开始疗效尚可，后来非但不见效，反而头胀、胸闷、食欲不佳，还常发怒、流鼻血。众多御医束手无策，即张榜招贤："凡能医好太后之病者，必有重赏。"转眼3天，有位走方郎中对皇榜细加琢磨，悟出太后发病机理，便将皇榜揭下。郎中从药箱内取出三钱莱菔子，研细后加点面粉，用茶水拌后搓成3粒药丸，用棉帕包好呈上，并美其名为"小罗汉丸"，嘱咐1日服3次，每次服1粒。说也奇怪，太后服下1丸，止住鼻血，2丸下去，除了闷胀，3丸服下，太后竟然想吃饭了。慈禧大喜，即赐郎中一个红顶子（清代官衔的标志）。这就是当时盛传的"三钱莱菔子换个红顶子"的故事。

此案众多御医束手无策，竟被一个走方郎中一药中的，靠的是思索，并无侥幸成分。三钱莱菔子治此等大症，正所谓"药贵中病，不论贵贱，在善用之而已。”

鲁迅与《本草纲目》

长期以来，有一些人认为青年时代的鲁迅在日本受过现代医学的洗礼，回国后在《呐喊·自序》《父亲的病》等文中，又对儒医进行批判。这样一来，似乎他对祖国医药的典籍是绝无兴趣问津的。然而，事实却并非如此。鲁迅先生曾说："我后来也看看中医的医药书。"（《坟·从胡须说到牙齿》）《本草纲目》就是他常置于案头，"随便翻翻"的一本。

鲁迅先生早期所写的小说、短评、论文，常提到《本草纲目》的内容。例如，《狂人日记》中，通过狂人的嘴提到"他们的祖师李时珍做的'本草什么'……"；在《热风·三十三》中也涉及《本草纲目》。

1933年6月，鲁迅先生写道："古人所传授下来的经验，有些实在是极可宝贵的，因为它曾经费去许多牺牲，而留给后人很大的益处。

"偶然翻翻《本草纲目》，不禁想起了这一点。这一部书是很普通的书，但里面却含有丰富的宝藏。自然，捕风捉影的记载，也是在所难免的，然而大部分药品的功用，却由历久的经验，这才能够知道到这程度，而尤其惊人的是关于毒药的叙述。"（《南腔北调集·经验》）

鲁迅先生在这篇文章里，举出令人信服的实例，否定了积久相传的"神农尝百草"的唯心主义论调，肯定了医药也是由"历来的无名氏所逐渐的造成。"他一再强调人们现在能够懂得许多药物的性能，乃是古代劳动人民付出血的代价而取得的经验。

"……先前一定经过许多苦楚的经验，见过许多可怜的牺牲。本草家提起笔来，写道：砒霜，大毒。字不过四个，但他却确切知道了这东西曾经毒死过若干性命的了。"（《伪自由书·推背图》）

从这个意义上说，《本草纲目》是人类向自然进军，以血为代价，日日月月累积起来的一部庞大的记录。历史是劳动人民创造的，在这里也是一个不可磨灭的实证。

平时，鲁迅先生不但"随便翻翻"这本书，而且常和一些对《本草纲目》研究有素的人谈论它。许广平回忆道："记得他在上海活着的时候，常常和周建人先生相见，兄弟俩在茶余饭后，总要谈话。谈话内容，其中就会从植物学谈到《本草纲目》。"鲁迅先生在《南腔北调集·经验》中写道："如《本草纲目》……这书中的所记，又不独是中国的，还有阿拉伯人的经验，有印度人的经验。"他还在《坟·看镜有感》中写道："但是要进步或不退步，总须时时自出心裁，至少也必取材异域，倘若各种顾忌……怎么会做出好东西来。"可见，鲁迅先生对这部中医学典籍有非同一般的重视。

周海婴在《鲁迅与我七十年》一书中提到一只由上海老药铺生产的"双料乌鸡白凤丸"的匣子。周海婴回忆说："母亲（许广平）当时因过度劳累，白带颇多，西医让用冲洗方法，没有见效。她遂买'乌鸡白凤丸'服了，见效很快，连西医也感到吃惊。这种中药丸，后来父母还介绍给萧红服用，因她也是体弱劳累，生活不安定，以致患了妇女的月经不调症，结果也治愈了。"海婴据此评论说："曾有人著文，说鲁迅反对中药，更不信中医，实际似乎并不如此。"在书中海婴还提到，他幼年在上海患严重哮喘，各种药都不灵。经人介绍，鲁迅在脸盆内用开水调芥末二两，浸入一条毛巾。然后将毛巾拧干，热敷于患儿背部，疗效大好。这显然是一种民间的中医疗法。鲁迅亲自操作，屡试不爽，这也应该说是对中医中药的一种态度吧！如此看来，鲁迅并不反对中医，只是批判庸医。

自古名医重医德

我国古代有不少名医，不但医术精湛，而且医德高尚，被古今医学界传为美谈。

唐代名医孙思邈对病人不分贫富贵贱，一视同仁，为人治病严肃认真，遇有危重病人求治，不论寒暑昼夜，路途远近，或自己饥饿疲倦，都立即赴救。到他住处救治的病人很多，常常要排队就诊。为了免除病人久等之苦，防止病人延误诊治时机，他将一些常见病的治疗药方刻写在石碑上，树立在居所的路边，让病人对号入座自行拣药治疗，不收分文，病人有口皆碑。

北宋名医何澄，曾为一个读书人治病，但久治不愈，此人家资耗尽，其妻因无法支付诊金，便将何澄引入密室，愿以身相酬。何澄正色拒绝，愿继续为其夫治病，最终治好了病人，成为千古佳话。

南宋名医王克明，身为朝廷御医，却能眼睛向下，为民解忧。有一年，全国发生特大瘟疫，他深入民间，全力抢救，"全活者几万人。"朝廷给予奖励，但王克明拒绝接受。

南宋名医陈自明，毕生研究妇产科，为数万名妇女解除痛苦。他特别憎恨一些庸医的不正之风，说："用心不臧，贪人财利，不肯便提伐病之剂，唯恐速效，而无所得，是祸不及，功不大矣。"他还批评"有医者得一二方子，以为秘传，唯恐人知之。"他所著的《妇人大全良方》《外科精要》皆流传后世。

明代名医陈安功提出医家"五戒十要"，五戒中有："凡视妇女及儒尼僧人等，必须侍者在旁……不可自看。"他还提出要为病人严守秘密。"假有不便之患，更宜真诚窥睹，虽对内人（妻子）不可谈。"他还指出，医者不可用工作之便，贪占病家便宜，即便是娼妓及私伙家请看，亦当正已视如良家子女，不可他意见戏，以取不正，视毕即回。

明代名医吴有性，在传染病盛行时，不顾个人安危，反复进入疫情严重地区，每天出入于尸体之中，详细观察和研究病因，找出对策，救治病人无数。最后他还写成了名著《温疫论》。

明代名医殷榘，给人治病完全免费；不论病者贫富，一律不接受钱物赠送。他治病特别细致，强调"视"与"验"，然后对症下药，被百姓称为"殷神仙"。

明代名医徐东皋推荐杨继洲治病的事例是医家互相尊重、互相支持的范例。当时徐东皋为一个刑部官员治疗咽喉病，因为用药很难治愈，而针灸也非他所长，于是推荐杨继洲行针灸术，治之而愈，杨继洲深为感动，并称："东皋之心，即东垣心也，而其德可并称焉。"

明末清初名医傅青主的行医原则是"看贫不看富"，对穷人不收诊断费，还免费供给药物；对重病人，哪怕是百里之外，也要赶去诊治。傅青主去世时，远道闻讯前来送殡的百姓达数千人。

清代名医徐大椿原先研究哲学和水利，后因当时瘟疫盛行，就改习医学。他痛恨一些市侩医生的恶劣行径："或立奇以取异，或用僻药以惑众，或用参茸补热之药以媚富贵之人，或伪托仙佛之方以欺愚鲁之辈，或立高谈经论惊世盗名，或造假经伪说瞒人骇俗，或明知此病易晓，伪说彼病以示奇。"他还大声疾呼医生看病应"一以惜物之力，一以全人之命，一以保人之家"，从而使当时社会医风大变。

历代名流与阿胶

阿胶为哺乳纲奇蹄马科动物驴的皮熬制而成的胶品，治病保健已达两千多年。史书、民间记载流传着许多达官贵人、名流墨客用阿胶保健进补的趣闻轶事。

曹植赋诗颂阿胶

曹操之子曹植被贬为"东阿王"。他初来东阿，骨瘦如柴，因常食阿胶滋补身体而健壮，作《飞龙篇》赞阿胶为"仙药"：

> 授我仙药，神皇所造。
>
> 教我服食，还精补脑。
>
> 寿同金石，永世难老。

朱熹孝母劝服阿胶

宋代理学大师朱熹，待母至孝。修书一封奉劝其母："慈母年高，当以心平气和为上。少食勤餐，果蔬时伴。阿胶丹参之物，时以佐之。延庚续寿，儿之祈焉。"

慈禧生子得益阿胶

史书记载，慈禧身为懿嫔时患有血症，几经御医治疗不见效。后来试服阿胶以调经；病得痊愈而怀胎生下一子，即六年之后的小皇帝同治。慈禧从此对阿胶情有独钟，笃信不疑，终身服用。今故宫博物院中陈列有当时宫廷所用阿胶。

何良俊赞阿胶

明代嘉靖名人何良俊，曾在南京翰林院短时任孔目一职。任职没几天便辞官告退，从此赋闲在乡，后有《清森阁集》著作闻世。《思生》一诗记其日服阿胶：

> 万病皆由气血生，
>
> 将相不和非敌攻。
>
> 一盏阿胶常左右，
>
> 扶元固本享太平。

诗说阿胶能补血滋阴、润燥、止血。因为"一盏阿胶常左右"，何良俊后来寿至八十有一，无疾而终。

李鸿章咳嗽吃阿胶

光绪二十二年（公元 1896 年），洋务大员李鸿章充任专使赴俄参加沙皇加冕。当时他咳喘连连，临行前，慈禧赐方：阿胶、人参、熟地黄、知母、贝母，一路服用，大见其效。

曲焕章与云南白药

云南白药的诞生和发展极富传奇色彩，而这一切都和它的创始人曲焕章的一生紧紧相连。

曲焕章字星阶。年轻时代他抛舍妻儿去云南个旧贩卖土布为生。一次，他突然肚子疼得厉害，几乎死去，幸被草药医生姚连钧及时救活。从此，他立志学医，并拜姚连钧为师，没几年由于他勤学好问，尽得姚连钧真传。之后，曲焕章跋山涉水历尽艰辛，寻找和品尝多种民间中草药，以解除贫困村民的疾病痛苦。对一些中草药他反复多次试验，最终配制出一种白色粉末状的药，这就是迄今名扬海外的云南白药。

在民间还有一个传说。有一天曲焕章进山采药，遇见两条巨蟒在搏斗，霎时斗得腥风血雨，毒液四溅。其中一条蟒被咬得遍体是伤，气息奄奄，好不容易爬到一块草地上。只见它蠕动了一会儿身体，突然好像有一股什么力量，飞快地滚动了。过了一会儿，蟒身上的鲜血止住了，伤口也好了。曲焕章看得惊呆了。心想，一定是这草有神奇的止血效力，治好了蟒的创伤。等蟒游走后，他把草药揪下来仔细辨认，后来他把这种止血神草加进其他中草药里，研制成了云南白药。

辛亥革命后，云南省政府请他帮助医治伤员。那时由于缺医少药，军医只能用纱布给伤员填伤口，将纱布塞进去抽出来，伤员疼痛难忍。而曲焕章用白药医治，内服外敷，不疼不痛，有相当好的止血效果，受到伤员的赞扬。20世纪20年代初，他来到昆明，有一位高级军官右腿骨被打断，好些名医都主张将腿锯掉。曲焕章用他的白药在患处外敷，配合内服，没多久就医治好了，为军官保留了受伤之腿。由于他的高超医术和白药的神奇功效，不久曲焕章被众人向当时云南省长唐继尧推荐，唐继尧任命他为东陆医院滇医部主任医师，并赠以"药冠南滇"的匾额。

白药在市场上公开销售了。为了增加神秘性，白药改名为"百宝丹"，意思是像神话传说中太上老君炼仙丹一样九转百炼而成。以后百宝丹市场销售量日益扩大。滇军外出打仗，也随身携带此药，后来逐渐传到全国各地，知名度越来越大。

1938年年初，曲焕章到重庆开辟市场新路，可他刚到重庆就被高等法院院长焦易堂软禁起来。曲焕章因不肯交出白药秘方，备受摧残，终忧愤成疾，同年8月病死异乡。

中华人民共和国成立后，曲焕章的妻子缪兰英毫无保留地把制造百宝丹的秘方献给了政府。1956年春，百宝丹正式改名为云南白药，由昆明制药厂生产销售。

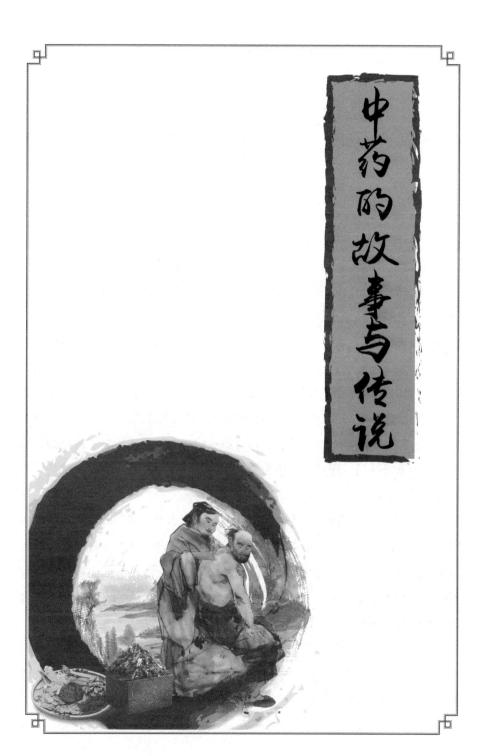

中药的故事与传说

金银花的传说（一）

据说，在很远很远的年代，在一座偏僻的山沟里发生了痢疾大流行，由于山沟里缺医少药，死者不计其数。当地有一个心术不正的郎中，为人心黑手辣，心想这下发财的机会到了，便抬高药价，牟取暴利，山民们看不起病，叫苦连天，只得听天由命。

一天，不知从何处来了姐妹二人，长得像天上下凡的仙女一样美丽。姐姐名叫金花，发髻上插一支光灿灿的金簪。妹妹名叫银花，发髻上别一根亮闪闪的银簪。她们在一座山沟里搭了两间茅舍，茅舍前栽着青枝绿蔓的各种药草。她们免费为百姓治病，乡亲们无比欢欣，扶老携幼前来治病，一时间茅舍门庭若市。说也奇怪，那些捂着肚子来的病人，经两姐妹的精心治疗，腹泻、腹痛马上就停止了。从此姐妹二人的名声大振，求医者络绎不绝。

这事很快被那个黑心郎中知道了，他气得暴跳如雷，便带着一帮人向山沟走来，扬言要踏平茅舍，抢走两姐妹回家做夫人。当恶郎中一行人刚走到茅舍前不远处，突然，小院中冒出团团浓烟，遮得天昏地暗，等烟雾消散时，两间茅舍和姐妹俩早已不见踪影。只有那些栽种在门前屋后的各种草药，仍在微风中争妍斗艳。藤蔓上开着金银二色的花，颇似金花、银花二位姑娘头上的簪子，恶郎中气得七窍生烟，命手下人将药草全部拔掉并用刀剁了。这时天空中突然乌云滚滚，一阵大风骤然刮起，将那些被刀剁碎的药草枝蔓抛向高空又撒向四面八方。紧接着电光闪闪，雷声隆隆，大雨如注，直浇得恶郎中与随从抱头鼠窜，狼狈不堪。那些随大风抛向各处的药草枝蔓落地生根，不多日便爬满各处山冈，并开出由白变黄的艳丽花朵。人们都说，那就是金花、银花两位姑娘的化身，大家不约而同地将这花朵取名为"金银花"。

《本草纲目》中写道："金银花主治寒热身肿、解毒。久服轻身，长年益寿。"李时珍在《本草纲目》中强调金银花长于治疗"肿毒、痈疽、疥癣、杨梅诸恶疮。"《外科精要》中说它治疗各个部位的痈疽，"皆有奇效"。

金银花不仅长于治疗外科各种疮毒，对内科热毒病症亦有奇效。《本草纲目拾遗》说它"主热毒、血痢",《重庆堂随笔》则称它能"解瘟疫",皆经验之谈。

金银花的传说（二）

相传很久以前，在江南某山区住着一对老夫妻，靠开药店为生，膝下有一女，长得如花似玉，人们叫她金银花。

金银花从小跟随父母配药方，懂得许多药理知识。有一年，村里闹瘟疫，不少人被病魔夺去生命。

金银花见乡亲们遭此磨难，决心寻找灭瘟方，几番试验，终于配成一种"避瘟汤"。这时有户权贵人家看中金银花，要给傻儿子说亲，并扬言："如若不许，休想开药店！"金银花秉性刚烈，以死相抗。乡亲们感谢金银花的恩德，把她葬在风景秀丽的山冈上。次年，坟上长出一簇簇金黄银白相间的鲜花，分外妖娆，人们叫它"金银花"。

芙蓉花的传说

芙蓉，又名木莲花，盛开于深秋季节。据《本草纲目》记载，芙蓉的花和叶，性味微辛，"治一切大小痈疽肿毒恶疮，消肿排脓止痛"。在民间，我国劳动人民早就把芙蓉的花、叶捣烂，敷于患处，其消炎解毒殊有神效。

芙蓉花之所以备受人们的推崇与赞赏，不仅是因为它有一定的药用价值，还由于它在民间流传着这样一个美妙、动人的传说。

相传很久以前，成都有一位勤劳、美丽的姑娘，名叫芙蓉。她常去锦江边上淘米。每次总有一条大鲤鱼在她面前摇着尾巴，游来游去。好心的姑娘总是投米喂食，时间一长，这鲤鱼对姑娘产生了浓厚的感情。

这天，姑娘又来到锦江边上淘米，鲤鱼突然告诉姑娘一个秘密：黑龙将于五月初五大发洪水，降灾于成都，并要姑娘快走，千万不要走漏风声，以免遭杀身之祸。姑娘听后，忧心如焚，她飞快地奔回村去，毅然把这一消息告诉了众百姓，很快大家就撤到了安全的地方。

五月初五这天，黑云压城，乌云滚滚，大雨倾盆，洪水暴涨。黑龙张着血盆大口，向姑娘猛扑过去。芙蓉却毫无畏惧，挥舞宝剑，跃入水中，勇敢迎战，也不知战了多少回合，一直战到灌县的斗鸡山下，山上一位叫金鸡的小伙子也拔剑相助，力战黑龙。在金鸡的配合下，黑龙终被击毙，而芙蓉姑娘终因伤势过重英勇地牺牲了。姑娘的鲜血沿江漂流，流到成都，化为朵朵绚丽的红花。人们为了纪念这位勇敢、善良的姑娘，就把这种花取名为芙蓉花，而把成都叫作芙蓉城。

牵牛花的传说

牵牛花又叫喇叭花、大花牵牛、朝颜等。种子具有药用价值，又名黑丑、白丑等。牵牛子性寒，味辛，有毒，功能逐水消积，主治水肿腹胀、大小便不利等症。关于牵牛花的来历，民间有一段有趣的传说。

很久以前，金牛山有一对双生姐妹，她们在刨地时，刨出个白光闪闪的银喇叭。神仙告诉她们说：金牛山里有一百头金牛，这只喇叭就是开金牛山的钥匙，打开山门之后，人进去，抱回一头金牛，可吃喝一辈子。但有一条，不能用嘴吹，一吹金牛就会变成活牛跑出来。姐妹俩想了半天，最后决定把金牛变成活牛，分给穷苦的乡亲们。于是，姐妹俩告诉了乡亲们并打开了山门，姐妹俩跑进去一看，果然有一百头金牛，她们拿起一只，便吹了起来，随着喇叭声响，金桌上的金牛都变成了活牛向外冲，到最后一头牛的时候，这头牛被卡在了山洞里，姐妹俩怕牛卡在里面，又跑了回去，用力把牛推了出来。她们刚准备出门，可是山门已经闭合了，她俩被卡在了里面。第二天，山洞中的那只银喇叭被朝阳一照，变成了一朵喇叭花。后来，乡亲们为了怀念双生姐妹，就把这喇叭花叫作"牵牛花"。

车前草的传说（一）

相传，西汉有一位名将叫马武。一次，他率军队去戍边征战，被敌军围困在一个荒无人烟的地方。时值六月，那里酷热异常，又遇天旱无雨。由于缺食少水，人和战马饿死、渴死的不少。剩下的人马也因饥渴交加，一个个小肚子胀得像鼓一般，痛苦不堪，尿像血一样红，小便时刺痛难忍，点滴而出。战马尿时也嘶鸣挣扎。军医诊断为尿血症，需要清热利尿的药物治疗，因无药，大家都束手无策。马武有个马夫，名叫张勇。张勇和他分管的三匹马也同样患了尿血症，人和马都十分痛苦。一天，张勇忽然发现他的三匹马都不尿血了，马的精神也大为好转。这一奇怪的现象引起了张勇的注意，他便紧盯着马的活动。原来马啃食了附近地面上生长的牛耳形的野草。他灵机一动，心想大概是马吃了这种草治好了病，不妨我也拔些来试试看。于是他拔了一些草，煎水一连服了几天，感到身体舒服了，小便也正常了。张勇把这一偶然发现报告了马武。马武大喜，立即号令全军吃"牛耳草"。几天之后，人和马都治好了。马武问张勇："牛耳草在什么地方采集到的？"张勇向前一指，说："将军，那不是吗？就在大车前面。"马武哈哈大笑："真乃天助我也，好个车前草！"此后，车前草治病的美名就传开了。

车前草为车前科草本植物，连花茎高达 50 厘米，分布全国各地，性味甘寒，归肝、肾、肺、小肠经，有清热利尿、祛痰、凉血、解毒的功效，主治水肿尿少、热淋涩痛、暑湿泻痢、痰热咳嗽、吐血、衄血、痈肿疮毒。

车前草的传说（二）

唐天宝十年（公元 752 年），剑南节度使鲜于仲通讨伐南诏，率军平定云南边境的少数民族造反。两军交战后，唐军大败，士卒死者达六万人，杨国忠掩盖边境吃败仗的情形，仍谎报战功，后又大募士兵，因云南多瘴疠，百姓都不肯应募，杨国忠便遣御史沿途捕人，捕后带上枷锁送到军中，于是行者愁怨，哭声震野。

说话鲜于将军率领这支被强征来的军队又向南进发，在他们进入云南境内后，只见蔽天的原始森林，雾瘴迷蒙，不服水土的士兵们先后病倒了，后在大军中流传成一股瘟疫，不是暑湿泻痢，就是身上生出痈肿疮毒，还有浑身水肿的，咳嗽痰塞的……眼看部队要被拖垮，失去战斗力，先锋部队中有个年轻将领叫李广，他非常关心士卒的命运。这天他骑马巡视到一处军营，竟发现这里的疫情被控制住了，一查问，原来军中缺粮缺菜，一位惯于当家的伙房兵经常挖些野草掺入主粮中熬粥汤给大家喝。李广闻讯便要那位勤俭的伙房兵把野草给他看，"这不就是车前马后经常可见的野草吗？"李广将军心头一亮："俗话说，不识是棵草，识得是块宝，这种草可能是味宝贵的草药呢！"他立即吩咐手下把这种草采挖来熬汤给一些生病的将士喝。服后果真灵验，病状轻了。此方迅速向全军推广。由于此草常生于路旁，车前可见，便被命名为"车前草"。

甘草的传说

从前，有位郎中外出给乡民治病未归，家里却来了许多求医的人。郎中妻子便暗自琢磨：丈夫替人看病，不就是用那些草药嘛，我何不替他包点草药把这些求医的人打发了呢？地上有一大堆干草棍，咬一口，甘甜怡口。于是，她就把这些干草棍切成小片，用纸包好，发给了病人。过了些日子，几个病愈的人登门答谢郎中。郎中方知他们分别患了咳嗽痰多、痈肿疮毒之病。此后，郎中便在治疗咳嗽痰多、痈肿疮毒时，使用这种"干草"。该草药味道甘甜，郎中便把它称作"甘草"，并一直沿用至今。

仙鹤草的传说

相传有一年夏天，两个秀才进京赶考，由于怕误了考期，他们不停赶路。一天，两人不知不觉走进了一片沙滩，走着走着其中一个秀才因劳累过度，虚火上升，鼻孔流血不止。另一个秀才见状吓坏了，急忙把携带的旧书撕成条儿，卷成卷，一个接一个地往同伴鼻孔里塞，鼻血非但未止住，又从嘴里流出来，两个秀才吓得不知如何是好，焦急万分。正在这时，"唰"的一声从头上飞过一只仙鹤。口鼻冒血的秀才大声喊道："借你的翅膀用用，让我们飞出这个鬼地方。"仙鹤听见喊声受了惊吓，一张嘴掉落下一根野草。另一个秀才连忙将草捡起来说："翅膀未借来，先拿这根野草润润嗓子吧。"口鼻出血的秀才急忙接过草放进嘴里嚼起来。说来也怪，嚼了不大会儿血竟不流了。两人高兴极了，嚷道："哈哈，这是仙鹤送来的仙草！"

后来，两个秀才总算没有延误考期。几年过后，两人都做了官。一天，两人碰在一起，都想再找到那种能止血的草，给民众治病。可是，他们问了许多医生和采药人，都没人知道这种草药。于是，他们回想草药的模样。一边说，一边画图，命人照图寻找。多年以后，终于找到了那种草。原来这种草高50～100厘米，全草长着白色长毛，单数羽状复叶互生，小叶7～21片，大小不等，间隔排列，顶生小叶较大，椭圆状卵形或倒卵形，老时带紫色，人们就把这种能收敛止血的草，起名为"仙鹤草"。

老鹳草的传说

相传，在隋唐时期，我国著名的医药学家孙思邈云游到四川峨眉山上的真人洞，并在洞中炼丹和炮制多种治疗疑难病的奇方妙药，以解除病人之疾苦。

由于四川属盆地气候，湿度很大，上山求医的患者大多都是患风湿病，而孙思邈用遍所有方法仍束手无策，不由陷入苦思之中。

一天，孙思邈带着徒儿上山采药，忽然发现一只灰色的老鹳鸟在陡峭的山崖上，不停地啄食一种无名小草，随后拖着沉重的身体缓慢地飞回密林的鹳鸟窝中，过了几天，他又见到这只老鹳鸟去啄食此草，奇怪的是老鹳鸟比上次飞得雄健而有力了。

于是，孙思邈对徒儿说："老鹳鸟长年在水中寻食鱼虾，极易染上风湿邪气，老鹳鸟能食此草正说明此草无毒，老鹳鸟能更加有力疾飞，表示此草对动物有一定益处。"随即命徒儿采回很多这种无名小草，煎熬成浓汁，让前来应诊的风湿病患者服用，并送了一些药草吩咐他们回去后自己熬汤服用。几天之后，奇迹发生了，病人们原来双腿及关节红肿的症状均已消失，并且可以下地行走了。

喜讯惊动了各地山民，人们奔走相告，慕名前往治病的络绎不绝。有许多经过治疗痊愈的风湿病人，请孙思邈给此药草起一个名字，孙思邈略思索片刻说道："此药草是老鹳鸟发现的，应归功于老鹳鸟，就取名为'老鹳草'吧！"

夏枯草的传说（一）

夏枯草是唇形科多年生草本植物，生在荒地、路旁及山坡草丛中，夏末时穗枯草萎，故名。夏天采集撷其果穗，晒干入药，为清火散结之良品。有关此药的名字，还有一段古老的故事。

从前，有个秀才的母亲得了瘰疬，脖子肿得老粗，且疮口流着脓水，人们都说这病难治，急得秀才团团转。这年夏天，街上来了位走方郎中，看了后说："山上有种草，能治好这种病。"秀才十分高兴，便随郎中上山，采了一些紫穗野草，回家后剪下花穗，煎给母亲吃。几天后，秀才母亲的疮口收敛，再过些日子，果然病全好了。秀才母子俩自然万般感激，非留郎中住在家款侍不可。盛情难却，郎中便住了下来。他天天带秀才上山采药，并谈些医道，使秀才慢慢对医药有了兴趣。

过了一年，郎中执意要回家。临走时郎中过意不去，要付饭钱，但秀才母子说啥也不收。于是郎中对秀才说："那我就把治瘰疬的药传给你吧。"秀才非常乐意，又随郎中上山。郎中便把那种紫花野草教给他认，末了又叮嘱一句："记住，这草一过夏天就没了。"秀才点了点头。

没想别后不久，秀才却因此药惹来麻烦。初秋，当地县官的母亲也得了瘰疬，张榜求治。秀才听说了便揭了榜，给县官一说，县官立即派人随秀才上山。要命的是，他竟忘了当初郎中说的最后一句话，此时哪里还寻得见紫花的药草！县官认定他是骗子，当堂打了他五十大板。

次年夏天，郎中来看他。这下他恼了，揪住郎中怒说缘由。郎中明白了："怪你没记住我的话，这药草过了夏天就枯萎难寻了。我们现在上山，药草多的是。"秀才疑惑着随郎中走，果然发现满坡的紫花草。他悔恨自己粗心，白挨了一顿板子。从此，为牢记在心，就把这种野草叫"夏枯草"。

夏枯草的传说（二）

从前有位书生名茂松，为人厚道，自幼攻读四书五经，然屡试不第。茂松因此终日郁闷，天长日久，积忧成疾，颈部长出许多瘰疬（即淋巴结核），蚕豆般大小，形似链珠，有的溃破流脓。众医皆施疏肝解郁之法，无效，病情越来越重。

这年夏天，茂松父亲不远千里寻神农。一日，他来到一座山下，只见遍地绿草茵茵，百花艳丽，似入仙境。他刚想歇息，不料昏倒在地。

茂松爹怎么也没有料到，这百草如茵的仙境，竟是神农的药圃。此时，神农正在给药草浇水施肥，见有人晕倒，急忙赶来救治。茂松爹醒来，谢恩并诉说了自己的苦衷。神农听罢，从药苑摘来药草，说："用此草上端球状部分，煎汤服用。"又说："此草名'夏枯草'，夏天枯黄时采集入药，有清热散结之功效。"茂松按方服之，不久病愈。后来，父子二人广种夏枯草，为民治病，深得人心。

韩信草的传说

相传楚汉之争时期，大将军韩信受汉王刘邦之命，率军东出，远袭彭城，为项羽所败，退守荥阳、成皋之间，其时汉军伤亡颇重。是夜，月白风清。韩将军巡视军营，见伤员们累累伤痕，更添几分焦虑：军营中一无良医，二无良药，眼下怎么办？忽忆起少年时，兄从牛背摔下伤了左脚，一老翁采一草药外敷而愈。于是，他率部下星夜采挖这种草药，及时给伤员们外敷，不几日，伤员康复如初。后来，人们为了纪念韩信功绩，将这味药取名"韩信草"。

原来，韩信草又叫向天盏、耳挖草、金茶匙、大力草。药理研究表明：本品含黄芩素等黄酮类、酚性成分、氨基酸和有机酸等。它能清热解毒、活血散瘀。

接骨草的传说

传说很久以前，在云南热带雨林中，一位哈尼族老中医四处采集草药。当他在一棵大树下休息的时候，有一条大蜈蚣爬了过来，老中医举刀把它剁成两截，两截的蜈蚣在地上挣扎。可一会儿，又来了一条蜈蚣，衔了一片绿叶，并把绿叶安在受伤蜈蚣的断处。不料，奇迹出现了：那两截的蜈蚣竟连接起来，慢慢爬进了草丛。

老中医从中受到启发，他在一株细藤上找到了蜈蚣衔的那种叶子，并摘了一些带回家。他先把鸡脚弄断，然后把捣碎的叶子敷上。结果，三天后断了的鸡脚果真长好了！后来，老中医又试着用这种叶子医治骨折病人，结果也获得了成功。因此，以后人们就称这种植物为"接骨草"。接骨草主产我国西南山区，并且已被引种到国外。目前仍为中医常用骨伤科药物。

金钱草的传说

"阴阳为炭地为炉，铸出金钱不用模。"每年清明过后，在林间、河畔、田野里，都生长着一种丛丛翠绿、熠熠生辉，叶似金钱，略带薄荷香味的野草，这便是中草药"金钱草"。

金钱草美称的得来，还有一个美丽的传说。相传有一对恩爱的夫妻，一天丈夫突然腹中疼痛，不久便离开了人世。妻子悲痛万分，非请医生查明死因不可。医生根据死者发病的部位，剖腹检查，发现肚里有块小石头。妻子为了怀念丈夫，用红绿丝线织成一个小网兜，把石头放在里面，挂在脖子下边。有一天，她上山砍柴，发现胸前的小石不知何故化了一半。

这件事传到那位医生的耳朵里，便找上门来说："你那天砍的柴草，一定有一种能化石头的草药，请你带我上山找那种草吧！"第二天，她带着医生来到砍柴的山坡。医生用那块小石头分别放在每种草上试验，终于找到了一种叶子像一枚枚金钱能够化石头的野草，医生就叫它为"金钱草"。从此，谁家患了结石病，这位医生就上山采集这种药草给其治疗，效果都很理想。

金钱草又名连钱草、钱叶草。据现代药理分析，金钱草含有单萜酮类化合物、熊果酸、琥珀酸、游离氨基酸、灰分及钾盐。它具有清热除湿、利尿通淋的功能，是治疗尿路结石的著名中药。

益母草的传说

益母草是妇科常用要药，多少年来，它对治疗妇女经带胎产多种疾病，发挥了显著的作用，故称之益母草。说起益母草，在广大人民群众中，还流传着一个美丽动人的故事。

早年，大固山下有个心地善良的姑娘，名叫秀娘，嫁到夫家后不久，便怀了孕。

一天，她正坐在家里纺棉花。忽听门口传来一阵杂乱的蹄声，回头一看，一只受伤的黄麂跑进屋来，仰头对她"咯咯"直叫，显出可怜的样子。秀娘望望屋外，见远处有个猎人，正朝这里追来。她很同情可怜这只黄麂，便招呼它钻到自己的坐凳底下，撑开罗裙，把黄麂遮住了。

猎人端着猎枪，追到秀娘门口，问道："大嫂，看到过受伤的黄麂没有？"秀娘像没事一样，自管纺棉花，说，"看到过，往东边逃去了！"猎人往东追去后，秀娘放出了罗裙下的黄麂，说："快往西逃吧！"黄麂好像听懂她的话，感激不迭地屈起前膝，连连叩头，然后往西逃走。

几天后，秀娘临盆，不幸难产。接生婆束手无策。秀娘的丈夫去请医生开催生药，可是请了不少医生，吃了不少催生药，完全没用。秀娘的婆婆急得到处烧香拜佛，请求神明保佑，可是神明也帮不了忙。一家人眼看秀娘痛得死去活来，都呜呜直哭。

这辰光，门口传来"咯咯"的叫声，秀娘睁眼一看，原来是那天她所救过的黄麂，嘴里叼着一枝香草，来到她的床前，仰头对着她"咯咯"直叫，双眼噙着泪水，显得十分亲切。秀娘猛然领悟到它的来意，便叫丈夫把香草从黄麂嘴里接过来。黄麂点点头，然后奔回大山。

秀娘叫丈夫赶快把香草煎汤服用。她服下草药汤，一股香气直透肺腑，疼痛顿止，浑身舒畅。不多久，只觉胎位下移，忽听两声"哇哇"啼哭，孩子竟在不知不觉中生下来了。

一家人十分高兴。秀娘的丈夫知道这种香草的妙用，以后便到大固山上寻找，连根带土掘起，带回家栽种，慢慢培植起来，专门医治妇科疾病，并给此草起名叫"益母草"。这种药草，一直传到今天。

白花蛇舌草的传说

从前，有一位名医被邀去为一位重病人诊治。病人胸背憋痛，低热羁缠，咳吐秽脓，久医不效。名医诊病阅方，一时找不到恰当的治疗方法，疲乏间伏案小盹。忽见一位白衣女子飘然而至，说："此君乃是大好人，乐善怀仁，惠及生物，见有捕蛇者。他即买下放生，先生务必精心施治，救他一命。"名医向白衣女讨教良方，白衣女说："请随我来。"他随白衣女来到户外，白衣女却飘然而去。而在白衣女所站的地方却有一条白花蛇在蜿蜒，蛇舌伸吐处化作丛丛小草。正惊异间，名医被脚步声惊醒，原是病人家属来请先生用饭。名医说："且慢，请随我来。"他们来到户外，果见埂坎边长着许多梦中所见的那种开着小白花的纤纤小草。于是便采了些，嘱即煎服。病人服后果觉得胸宽了许多。次日连服逾斤，病便痊愈。名医查遍当时的历代本草，也未查出这种小草属于何药。偶尔的发现使他激动不已，他感而吟诗："白花蛇舌草纤纤，伏地盘桓农舍边，自古好心多善报，灵虫感德药流传。"

白花蛇舌草又叫蛇舌草、二叶、竹叶菜、蛇利草。味苦，寒，入胃、大肠、小肠经。本品苦寒清热解毒、利尿除湿，对痈肿、咽痛、蛇伤有较强的解毒消痈的作用。

肉桂的传说

相传古代四大美人之一的西施，抚琴吟唱自编的《梧叶落》时，忽感咽喉疼痛，遂用大量清热泻火之药，症状得以缓和，但药停即发。后另请一名医，见其四肢不温，小便清长，六脉沉细，乃开肉桂一斤。药店老板对西施之病略有所知，看罢处方，不禁冷笑："喉间肿痛溃烂，乃大热之症，岂能食辛温之肉桂？"便不予拿药，侍人只得空手而归。西施道："此人医术高明，当无戏言。眼下别无他法，先用少量试之。"

西施先嚼一小块肉桂，感觉香甜可口，嚼完半斤，疼痛消失，进食无碍，大喜。药店老板闻讯，专程求教名医。名医答曰："西施之患，乃虚寒阴火之喉疾，非用引火归元之法不能治也。"

肉桂用于治喉间痈疮，属特殊情况。但它确有补元阳、暖脾胃、除冷积、通血脉之功。外敷可治胃痛、胃肠胀气等；内服可作健胃和祛风剂。

山药的传说

相传很久以前，有两个国家发生了战争。强的那个国家把弱的打败了。弱国军队丢盔弃甲，一败涂地，强国军队乘胜追击，占领弱国许多土地。最后弱国军队风只下几千人马逃进了一座大山。强国军队攻到山下，由于山势陡峭，易守难攻，几次进攻都未取胜，于是，他们便将这座山团团包围。他们想包围了这座山，弱国军队便难以突破。人不得食，马不得草，用不了多久就会出山投降，不然就会活活饿死。于是，他们便围而不攻，坐等敌军投降。

一个月过去了，二个月过去了，弱国军队毫无动静，强国的指挥官计算着弱国军队带的粮草大约已吃完了。

三四个月过去了，弱国军队仍然毫无动静。强国军队的指挥官想，此时敌人肯定已经没有粮吃，大约正在杀马充饥。

五六个月过去了，被包围的军队还是没有动静。强国军队的指挥官判断敌军的马匹已吃光，再不投降，便只有活活饿死了，他让士兵高喊劝降，弱国军队并不回答，只是射出几支冷箭。

到了第八个月，强国的指挥官算定敌军已死亡过半，没死的也只剩下一口气了，于是便放松警惕，整天饮酒作乐。他的士兵卸甲歇息，只等再围数月后上山收尸。

一个夜晚，强国军队正在蒙头酣睡，突然，从山中冲出一支人强马壮的军队，径直杀向强国大营。

强国指挥官在睡梦中被部下唤醒，一听是弱国军队杀来了，大吃一惊，以为是神仙帮助敌军，无心恋战，骑马便逃。结果被杀得尸横遍野，弱国转败为胜，把失去的国土全部夺了回来。

弱国军队在山中被困将近一年，内无粮草，外无救兵，怎么不但没有饿死，反而兵强马壮呢？原来山中到处长着一种草，这种草夏天开白色或淡绿色的花，地下的根茎呈圆柱状或棒状。士兵们在山上被困饿急了，就挖吃它的根茎。一吃，觉得味道还不错，挺甜，于是就整天挖着吃，而马就吃树叶和这种草的藤叶。将近一年时间，弱国在山中休整了濒于溃散的军队，喂壮了疲劳待毙的马匹，于是乘着强国不备，趁黑夜杀下山去，大获全胜。

为了记住这种草，大家给它起了一个名字，叫作"山遇"，意思是说刚好在山里正缺粮的时候遇到了它。

这样，"山遇"就被人们逐渐食用了。在食用中人们慢慢发现，它不仅能像粮食一样滋养人，而且还有健脾胃、补肺肾的功效，吃了它可以治疗脾虚、泄泻等症，于是就将"山遇"改名为山药了。

山药为薯蓣科植物薯蓣的干燥根茎。性甘、平。归脾、肺、肾经，具补脾养胃、补肾涩精的作用，治中虚泄泻、虚劳咳嗽、消渴遗精、带下尿频。

辛夷的传说

辛夷是常用的中药，它性味辛温，入肺、胃经，主要功用是祛风、通窍，尤其可通鼻窍、散风寒。临床常用于通鼻窍，是治鼻病的要药。

药材辛夷是干燥的花蕾，呈倒圆锥形，形如毛笔头，质脆易破碎，有特殊香气，味稍苦。辛夷来源于三种植物，望春花、玉兰和武当玉兰，都是在早春花蕾未开时采摘，剪去枝梗，干燥即可。

为什么叫辛夷呢，这有个有趣的传说。

话说古代辛亥年间，有一个姓秦的举人得了一种怪病，经常头痛、头昏，流脓鼻涕，而且鼻涕腥臭难闻。他四处求医问药，终无效果。后来他来到一个夷人居住的地方，遇见一个白发苍苍的老人，有仙人之貌，就上前施礼，寻求治疗鼻病的灵药妙方。老人就从山上的采取了几朵紫红色的花苞教他用鸡蛋一块儿煮着吃，吃蛋喝汤，每天一次。十天之后，脓鼻涕大量减少，半个月就痊愈了。举人留下银两，拜谢老人，并带回一些种子，播在自己家的房前屋后，两年之后，生长茂盛。举人采集这些花蕾，遇到流脓鼻涕的患者，就拿这药赠给病人，都收到显著疗效。但病人问及这药叫什么名字时，举人就想这药是辛亥年间夷人介绍的，于是就随口答曰："这叫辛夷花。"辛夷的名字就由此而来。

半夏的传说

很久以前，赣南有个姓胡的樵夫，一日卖柴返回家中，饥饿难忍，捧起饭碗就狼吞虎咽地吃起来，谁知一碗饭尚未下肚，突然口吐白沫而死。樵夫之妻胡氏见状，放声大哭。

邻居闻讯赶来，对于樵夫的死因，议论纷纷，猜疑很多。地保说："樵夫早上还在卖柴，怎么顷刻而死，分明是这个女人有了奸情，狠心投毒！"众人觉得有理，遂将胡氏扭送县衙。

何知县见胡氏长得漂亮，心想："这女人有这般姿色，自然不甘做樵夫之妻，看来是通奸杀夫无疑。"于是一拍惊堂木，喝令招供，胡氏大喊冤枉。知县大怒，吩咐用刑，把胡氏打得死去活来，终于屈打成招，押入死囚牢中。案子呈到府里，王知府觉得疑点甚多。那胡氏既是通奸杀夫，奸夫是谁？又为何夫妻感情融洽？莫不是另有原因，想到这里，王知府决定重审此案。

经过他仔细审问，原来胡氏家境贫寒，那日下饭的菜是十三岁的女儿挖来的"野小蒜"。于是王知府要小孩又重挖来一篮，却发现是一种比野小蒜叶子稍宽，根茎略大的野草。接着，王知府叫胡氏烹调后让一个犯了死罪的囚徒吃下。果然那犯人很快就口吐白沫，满地乱滚，不一会儿也死掉了。

至此，案情真相大白，胡氏无罪释放。为了让人们吸取这一惨痛教训，王知府根据这种野草的生长季节，将它取名为"半夏"。后来有人发现它加入生姜炮制后，倒是一味功效显著的中药。

半夏味辛、温，有毒，具有燥湿化痰、降逆止呕的功能，常用于治疗咳喘痰多、反胃呕吐，风痰眩晕等症。

桑叶的传说

相传宋代时，某日严山寺来一游僧。身体瘦弱且胃口极差，每夜一上床入寐就浑身是汗，醒后衣衫尽湿，甚至被单、草席皆湿，20 年来多方求医皆无效。

一日，严山寺的监寺和尚知道了游僧的病情后，便说："不要灰心，我有一祖传验方治你的病保证管用，还不花你分文，也没什么毒，何不试试？"翌日，天刚亮，监寺和尚就带着游僧来到桑树下，趁晨露未干时，采摘了一把桑叶带回寺中，叮嘱游僧焙干研末后每次服二钱，空腹时用米汤冲服，每日一次。连服三日后，缠绵 20 年的沉疴竟然痊愈了。游僧与寺中众和尚无不惊奇，佩服监寺和尚药到病除。

桑叶又称霜桑叶，农历节气霜降前后采摘，它味甘、苦，性寒，无毒，入肝、肺经。桑叶治病入药始于东汉，《神农本草经》里列为"中品"，其意是养性。现代中医习惯将它列入辛凉解表类药物中，作疏风清热、清肝明目之用，其实桑叶还有止盗汗的作用。而《神农本草经》中亦早就有"桑叶除寒热、出汗"的记载；《丹溪心法》中亦有"桑叶焙干为末，空心米汤调服，止盗汗"之妙录。

芦根的传说

从前江南某山区，有个开生药铺的老板。因为该地方圆百里内只有他这么一家药铺，所以这个老板也就成了当地的一霸。不管谁生了病都要吃他的药，他要多少钱就给多少钱。

有一穷人的孩子发高烧，病得很重，穷人来到这药店问老板吃什么药？老板说退热吃"羚羊角"，五分羚羊角就要十两银子。穷人说："求你少要点钱吧，这么贵的药咱穷人吃不起。"老板说："吃不起就别吃，我还不想卖呢。"穷人没办法，只好回家守着孩子痛哭。正巧外面来了个讨饭花子，听说这孩子发高烧，家里穷得无钱买药便说："退热不一定非吃羚羊角不可。"穷人急问："还有便宜的药吗？""有一种药不用花一分钱。""什么药？""你到河塘边挖些芦根回家烧汤喝，芦根治病效果很好。"穷人急忙去挖了些鲜芦根回家煎汤给孩子服下去，孩子果然退了烧，穷人十分高兴，就和叫花子交了朋友。从此这里人们发热时就再用不着求那老板了。芦根成了一种不花钱的中药。

芦根具有利尿除烦、清热止呕的功效，可治疗热病烦渴、肺热咳嗽、肺痈吐脓等疾病。

柴胡的传说

相传很久以前，有个叫柴哥的小伙子给同庄的胡庄主当长工。有一年，柴哥一病几日，头昏眼花，全身酸软，胡庄主便要赶他走。柴哥强撑着病体问道："我病成这样，能上哪儿去呢？"胡庄主嘿嘿一笑："那我管不着，你给我干一天活，我供你三餐饭，现在你不能干活了，我哪有白养你的道理！"柴哥回敬道："我在你家干了好几年活，现在我病了，你便赶我，可让大家评评理。"胡庄主一听这话，怕别的长工听见不安心干活，便连忙改口，故作亲热地说："柴哥哟！你先到外面住几天，等病好了再回来。"柴哥一出门就觉得浑身发软，两腿酸痛，行走费力，没走多远便迷迷糊糊地昏倒在一片杂草丛生的水塘边。

第二天醒来，柴哥觉得又渴又饿，可是连站起来的力气都没有，只得用手摘身边的草根充饥。这样一连几天，他也没换过地方，饿了就吃草根。周围的草根吃光了，柴哥就试着站起来，忽然觉得身子有了劲，病也好了，就回到了胡家。

胡庄主原以为柴哥早死在荒野，不料却见柴哥还能回来，便皱着眉头说："你怎么回来了？"柴哥道："我的病已经好了。"胡庄主便让他留下来继续干活。

第二年，胡庄主的独生子也得了和柴哥一模一样的病，请了多少郎中也没治好。胡庄主急得茶不思、饭不想。这时胡庄主忽然想起了柴哥，派人找来后，连忙问道："柴哥去年你生病吃的什么药？谁给你看的呀？"柴哥说："老爷，我哪有钱请郎中哟！""没吃药怎么好的呢？""它自己好的。"胡庄主不信，要他讲去年生病离去后的情况。柴哥就把去年自己怎么昏倒怎样吃草根的事说了一遍。胡庄主听后，就让柴哥去塘边挖回许多那种草根，煎汤给少爷喝。一连服三天，病果然就好了。胡庄主大喜，想给这种草药起个名字，想来想去因为这草药是柴哥发现的，自己又姓胡，所以就取名叫"柴胡"。

据药理研究，柴胡煎剂有解热的作用，并有阻止疟原虫发育之效。对结核杆菌及流感病毒也有抑制的作用。

川芎的传说

相传，药王孙思邈到四川青城山上采药，他们师徒在混元顶青松林休息时，发现一只雌鹤，带着几只小鹤在山涧小河里嬉戏，没多一会儿，它便低下头来，不断哀鸣，且两腿颤抖不已，翅膀和尾巴下垂，原来雌鹤生病了。

药王见此情景，知道这鹤患了急病。第二天，他又领着徒弟去那里想看个究竟，只听得患病的雌鹤在巢内发出呻吟声。过了一会儿，看见从混元顶飞来几只白鹤，从它们嘴里掉下几片叶子，像红萝卜叶似的，药王叫徒弟捡起来保存好。第三天，他们又见白鹤从混元顶飞来，嘴里又掉下几朵小白花，还有一些结节状的拳形团块，他们都捡起来保存好。原来白鹤是在给病鹤衔药草治病。没有几天，雌鹤病好了，又领着小鹤在水中嬉戏。

药王就带领徒弟拿着药草的样子，到混元山顶采集这种药草，经过品尝和临床试验，才知它具有活血行气、祛风止痛的作用。药王感慨地吟了一首诗：

川西青城天下幽，
神仙洞府第一流。

奇草仙鹤巧衔递，

来自穹苍顶上药。

吟完诗后，药王又给这种药草起名叫"川芎"。

杜仲的传说（一）

杜仲，又名思仙、思仲、木棉、丝连皮、红楝树皮。它是落叶乔木杜仲树上割下的树皮，按一定方法和规格加工成的一种名贵药材。杜仲具有补肝肾、强筋骨之功能，主治腰膝疼痛、两足软弱、阳痿遗精、胎动不安等。杜仲还能降血压，有减少胆固醇吸收的作用。关于杜仲，有一个美丽的传说。

很多年以前，湖南洞庭湖货运主要靠小木船运输，船上拉纤的纤夫由于成年累月低头弯腰拉纤，以致积劳成疾，他们当中十个有九个患上了腰膝疼痛的顽症。有一个青年纤夫，名叫杜仲，心地善良，他一心只想找到一味药能解除纤夫们的疾苦。

为了实现这一愿望，他告别了父母，离家上山采药。有一天，他在山坡上遇到一位采药老翁，于是满心喜悦地走上前拜见，可老翁连头也不回地就走了。杜仲心急如焚，屈指一算离家已经三七二十一天，老母所备的口粮也已吃光，可至今希望渺茫，于是，他又疾步追上前去拜求老翁，并诉说了纤夫们的疾苦。老翁感动之下，赶忙从药篓中掏出一块能治腰膝疼痛的树皮递给杜仲，指着对面的高山叮嘱杜仲："山高坡陡，采药时可要小心性命啊！"

杜仲连连道谢，拜别了老翁，又沿山间险道攀登而去。半路上，他又遇到一位老樵夫，老樵夫听说杜仲要上山顶采药，连忙劝阻："孩儿，想必你家还有老小。此山巅天鹅也难以飞过，猿猴也为攀援发愁，此去凶多吉少啊……"杜仲一心要为同伴解除病痛，毫不动摇，他艰辛地爬到半山腰时，只听见乌鸦悲号，雌鹰对着雄鹰哀啼，好像也在劝他快快回去。杜仲身临此境，真是心慌眼花，肚子也饿得咕咕作响，突然一个倒栽翻滚在山间，万幸的是身子悬挂在一根大树枝上。过了一会儿，他清醒过来，发现身边正是他要找的那种树，于是拼命采集。但终因精力衰竭，又昏倒在悬崖，最后被山水冲入八百里洞庭。

洞庭湖的纤夫们听到这一噩耗，立即寻找了九九八十一天，终于在洞庭湖畔一山间树林中找到了杜仲的尸体，他手上还紧紧抱着一捆采集的树皮，纤夫们含着泪水，吃了他采集的树皮果真腰膝痛好了。为了纪念杜仲，人们从此将此树皮正式命名为杜仲。

杜仲的传说（二）

传说很久以前，在福建的太姥山下的一个村庄里，住着一位姓杜的老伯，膝下有三个儿子，个个勤劳俭朴、善良憨厚，过着安稳清平的生活。

不知从什么时候开始，这个村庄里有不少人得了一种怪病：腰膝酸痛，头晕目眩，全身疲倦。日子一久，便丧失了劳动力，连行动都很困难。杜老伯七十岁那年，不幸也染上此病，因年老体弱，经不起折腾，不久便与世长辞了。

悲痛欲绝的三兄弟，料理完父亲后事，决定到太姥山上去寻师访友，采集药材，解救乡亲。但由于太姥山峰险崖恶，沿途要转三十六道弯，翻七十二重岭。又有急流险瀑、毒蛇猛兽，要征服这些艰难险阻并非易事。为了找药，杜家三兄弟争着要上山，互不相让，杜老二说："大哥有妻子儿女需要照顾；三弟尚未成人，不宜去涉险。而我身强力壮，又未成家，无牵无挂，理应我去。"最后以抽签形式决定去留，杜老二抽中，他发誓说："不达目的，决不回家。"兄弟及乡亲们千叮万嘱，愿他早日寻得秘方回家。

一晃三年过去了，杜老二在山上既没采到药，也没求得秘方，杳无音讯，家里人万分焦急，杜老二在山上也心急如焚。一天晚上，他在山洞中迷迷糊糊地睡着了，梦中见到太姥娘娘。太姥娘娘对他说，就在洞顶的石缝间有一棵大仙树，叫"丝连木"，只要将树皮采回去煎煮，病人服下此药汤便可痊愈。杜老二一觉醒来，梦境清晰，果然在洞顶找到那棵大树，剥下一篓树皮。第二天，杜老二背着药材跟跟跄跄赶回家，到家时，他已疲惫不堪，面黄肌瘦，哥嫂立即扶他休息。了解到采药的艰辛，大家十分感动，并将"丝连木"树皮分发给村里病人，教他们煎汤服用。不久，大多数病人都恢复了健康。可是，杜老二却因劳累过度，不久便去世了。

人们为了纪念善良无私的杜老二，便将"丝连木"改名为"杜仲"，因"仲"字有第二之意。

杜仲的传说（三）

传说在陕西华山山麓的一个小山村里，住着一户人家，儿子李厚孝为人忠厚老实。一天，六旬老母突然患病，卧床不起。李厚孝请医生诊治，可老母之病不见好转，李厚孝心急如焚。医生告诉他，华山山崖上长着一种灵芝草，只要采回去，老母的病就有救。

为给老母治病，厚孝往华山攀去，采到了灵芝宝草。可是下峭壁时，扭伤了腰，摔下山去。不知过了多长时间，厚孝醒来，摸摸宝草还在，可是想爬却爬不起来，只好倚靠在树干歇息。

天很快黑了下来，忽听到了鹤叫，看见一位鹤发童颜的老者。厚孝挣扎着喊道："老爷爷帮帮我，我得赶回家救老娘……"老者慈祥地笑着回答："孩子，腰伤得不轻啊，莫动，待我给你医来。"说着从怀中掏出一个小葫芦，伸手从树上剥了一块树皮，从树皮折断处剥出细丝，塞进葫芦摇了三摇，树皮立刻化成水，老者给厚孝服下，不一会儿厚孝的腰就不疼了。老者哈哈大笑扶起厚孝说："孩子，快回家吧，老母还等着用药呢！"厚孝握着老人的手，千恩万谢，定要老人留下姓名。老者指着大树吟曰："此木土里长，人中亦平常。扶危祛病魔，何须把名扬！"说完，骑上白鹤，飘然而去。

厚孝望着老人远去的背影，并不解诗中何意，立即回家，将灵芝给老母吃下，药到病除。

几天后，厚孝又来到了那棵树下，他认得这叫杜仲树。回想起当时的情景，口中喃喃念着老者留下的那四句诗……这不正是"杜仲"二字吗？此木土里长，"木"旁放一"土"是"杜"，人中亦平常，"人中"是"仲"，莫非杜仲树能治腰伤？厚孝十分惊奇，剥下一块树皮带回家中，正碰到有个村民扭伤了腰，厚孝把树皮煎了，病人服下，果然有效。

蒲黄的传说

相传，南宋年间。宋度宗有次携带爱妃来到御花园，尽情游春赏花。时值春光明媚，百花吐艳。他们时而嬉戏打闹，时而开怀畅饮，好不乐哉。然而，乐极生悲，就在当天晚上，宋度宗突然舌肿满口，既不能言语又不能进食。满朝文武百官焦急万分，急召集宫廷御医研究诊治方法，蔡御医道："皇上的舌病用蒲黄和干姜各半研成细末，蘸之干擦舌头可愈。"度宗就按此方法治之，果见奇效。后来度宗问蔡御医："蒲黄和干姜为何能治寡人的舌病？"蔡御医道："启禀万岁，蒲黄有凉血活血的作用。盖舌乃心之外候，而手厥阴相火乃心上臣使，得干姜是阴阳相济也。"现代医药研究证明：蒲黄煎剂及乙醇浸液，大剂量可使猫、犬血压下降，有止血、消瘀的作用。据《本草纲目》载：蒲黄性味甘、平、无毒。生用有破血消肿之功，炒用有补血止血之效，外用可治舌胀满口、重舌生疮等功效。宋度宗乃患舌肿充血之疾，系重舌、口疮之类，故用蒲黄和干姜细末干擦，乃有其效。但孕妇慎服。

药墨的传说

专供毛笔写字的墨有医疗作用，其发现纯属偶然。

相传，唐初易州有位秀才，满腹经纶又屡试不第，只得天天挑灯夜读，希望来年有所发达。某夜，他突然鼻中发痒，似有虫蠕，用手一抹，血染一片，惶骇不已。由于夜深路远，求医不便，他猛然记起五行学说的"水"能克"火"——墨色黑属水，血色红属火，红见必以黑止。于是，从破袄中撕块碎棉，蘸上砚中墨汁，塞于鼻中，躺养神。次日，鼻血止住，后来，他官至四品，偶然将此法告之文友，试者皆效。于是，墨能止血便在民间渐渐传开。

《本草求真》载:"凡血热过下,如瘟疫鼻衄、产后血晕、崩脱金疮,并丝缠眼中,皆可以治。"

黄精的传说

临川县有一财主为富不仁,虐待用人。有个女用人不甘受辱,只身逃往山中,以野果野菜充饥。有一天,她发现一株枝叶油嫩可爱的野菜,便拔出其根,一尝,甜美可口,她立即饱餐一顿。以后天天以此为食,久而久之,便觉得自己身体轻盈敏捷,行动灵便。一天晚上,她睡在一棵大树下,突然一阵狂风吹得草木乱动,万籁齐鸣。她从梦中惊醒,以为是猛虎扑来,遂纵身一跳一跃,直上树梢。到天亮时,想回到地上,又纵身一跳,竟然出人意外地腾空而起,像鸟儿在天空飞翔。财主得知后冥思苦想,想出一条毒计,在女用出没处,摆满香气扑鼻的丰盛酒席引诱女用前来上钩,果然,女用从未享受过这样的美餐,经不起引诱,竟飞下来就餐,天天这样吃下去,她便觉得身体渐胖,不但飞不起,连路也跑不动了,终被财主擒获。问她为什么以前能飞?她说,自从吃了野菜根,一天天觉得身轻如燕,以后不知不觉就飞起来了。财主叫她上山找回那棵菜根,并天天叫手下人逼着她漫山遍野寻找。她又累又饿,不久便被折磨死了。其实这种野菜根药名为黄精,有轻身延年的神效。

当归的传说

当归主产地甘肃岷山地区民间有这样一个传说:古代有位叫芹嫂的妇女,盼望丈夫归来,早晚都要站在崖坡上翘首以待,芹嫂病故后葬于崖坡,变成一株治病的"仙草"——人们取名为"当归"。在《蜀志》中有"姜维得母书并当归",意思是姜维的母亲将当归附在信中,以寄托思儿之情,希望姜维早日归来。而古代医家则称"能领诸血各归其所当之径，故名'当归'"。

《神农本草经》谓当归治"漏下绝子"，有服用当归利于怀孕得子的意思，与《诗经》中"之子于归"吻合。李时珍概括为："古人娶妻为嗣续也，当归调血，为女人要药，有思夫之意，故'当归'之名正与唐诗'胡麻好种无人种，正是归时又不归'之旨相同。"

现代药理研究还认为，当归有效成分对子宫平滑肌有兴奋和抑制两种相反的作用，且具有降低血脂、血压、预防冠心病、抗菌等作用。

三七的传说

传说很久以前，有个青年后生张小二患了出血症，民医田郎中用一种草药根研末给他服下，结果止住了血。临走，田郎中又送给张小二几粒这种草药的种子，让其种在院子里。

过了一年，知府的女儿也患了出血症，多方医治无效。知府只好贴出告示："能治好小姐病的定招为女婿。"张小二揭了告示，挖出院子里的草药根，研了末给小姐吞服。结果，小姐的病并未见有好转，不几日就命归黄泉。知府命人重打张小二："你竟敢用假药害死小姐！"重打之下张小二只好讲出真情。知府立即命人抓来了田郎中，并要治他"谋杀"罪。田郎中大喊："冤枉啊！这草药对出血症确实有奇效。"并当场试验。田郎中用刀在自己的大腿上划了一刀，顿时血流如注。田郎中又取出这种药末内服外敷，结果，血很快就止住了。众人目瞪口呆。田郎中解释说："这种草药需要长 3 ~ 7 年才有效，而张小二用的草药只长了一年，药力不够，故止血无效，小姐因此而死。"从此，人们就称这种草药的根为"三七"或"田三七"。

三七是多年生草本植物，主产云南、广西等地，目前仍是临床常用止血的药和云南白药的主要成分。

薏苡的传说

相传隋末唐初秦王李世民率兵转战至豫南地带，因天气炎热、连日降雨，他间患了脚气、膝胫肿痛，行走不便。一天路过一座庙宇，李世民正想进去休息片刻，见位道士手持拂尘立于门外，口中喃喃地说：壮士有疾何不医治呢？李世民回答：我的脚气十分痛痒，望请道长赐予良方。于是道士告诉他，将寺内的薏仁米加东壁的黄土，炒后再用水熬成膏状，向患部敷即可。李世民依法用后果然见效痊愈。后来李世民当上皇帝，派人探寻那位道长，始终没能找到，他便下令让群众广泛种植薏苡，以示怀念，直到现今陕西、鄂北及黄河中游几省仍旧都是薏苡的主要产区。

薏苡的种仁俗称薏米，呈圆球形或椭圆球形，内部白色有粉性，味甘、淡，以粒大饱满充实完整的为佳品。薏苡仁有健脾渗湿、除痹止泻、解毒排脓的功能，可用于治疗水肿、脚气、肺痈、肠痈、脾虚泄泻、关节疼痛等症。近年来临床经验证实：薏苡仁酯对癌细胞具有抑制的作用，特别是对胃癌、子宫颈癌、绒毛膜上皮癌。

牛膝的传说

传说华夏祖先神农氏为拯救万民之疾苦，亲口去尝百草，以分辨出草药的毒性大小。一日他尝了一种草，这种草开着绿茵茵的小花，圆圆的叶儿，梢头尖尖的，又苦又酸，花果上还有刺。神农吃下后，顿觉肚子里好像有东西在顶撞，把膝头弄得酸疼，肿得像牛膝盖。神农急忙吞下一把茶叶，才解了毒。后来，人们就把这种药草称为"牛膝"。

牛膝为苋科多年生草本植物，在山野路旁均有野生，但不堪药用，入药者现多为栽培品。现代研究证明，牛膝主要含有皂苷及钾盐、生物碱等物质，具有降压、利尿、镇痛、兴奋子宫、加强子宫收缩及抑制胃肠运动等多种药理作用。

生姜的传说

传说很久以前，天宫神医吕纯阳曾装扮成游方道士到人间采药。一天，他路过一村庄，见路边一老婆婆手捂肚子翻滚呻吟，即从葫芦里倒出3粒药丹给老婆婆服下。不料，老婆婆服药后不但不见效，反而病情更加恶化，吕纯阳急得满头大汗，束手无策。这时，一白头老翁赤脚闻声而至，伸手摸摸老婆婆的额头，又搭搭脉说："是风寒攻心，我取点药马上就来。"说罢拿把锄头到屋后挖起一枝绿叶小草，将其根部黄色块状的物体切片加水，煮开后放上红糖，让老婆婆喝下。老婆婆喝下后顿时周身汗出，腹痛消失。老婆婆称赞说："姜老头，你真行，药比天上的吕仙翁还灵！"吕纯阳看老婆婆把姜老头捧得那么高气得浑身发抖，决心要对姜老头报复。他把一条火赤练毒蛇变作一只大鳖，令其爬向姜老头。姜老头打死大鳖，回家煮熟后下酒。吕纯阳心中得意，等待着姜老头中毒的消息。谁知姜老头不但没有中毒，反倒越活越精神。吕纯阳按捺不住，去问个究竟。姜老头笑着说："鳖毒怕什么，3片黄姜解百毒。"说完摸出一片黄色的东西，正是给老婆婆吃过的药。吕纯阳折服了，把自己葫芦里的药倒了个精光，发誓再不来人间显示他的医术。人们为了感谢姜老头，即把黄姜叫老姜。

生姜治病，还有下面两个故事。

徐文伯自幼师从其父，医术精湛，被宋明帝称为当时天下第一名医。公元470年，明帝喉中长了个疮，疼痛不已，连水都咽不下去了。朝臣请徐文伯来医治。徐文伯经望闻问切后，嘱使臣速送生姜3斤，告诉宋明帝："您每天吃三次生姜，每次吃五两（16两为一斤）。"使臣忙用清水洗净生姜用刀切成小片，明帝强咽生姜。生姜又辣又硬，吃生姜搞得明帝嗓子眼钻心地痛，泪流不止。明帝说："徐文伯，你是想置朕于死地呀？还是成心想看朕的笑话？"徐文伯说："冤枉之极，末医岂敢和皇帝开玩笑？"吃完两斤生姜之后，明帝喉中脓血越来越少，当三斤生姜吃完，喉疾竟然全好，吃什么饭都无碍了。明帝问徐文伯生姜为什么有这般神效？徐文伯解释道："皇帝平时十分喜爱进食竹鸡（一种鸟，生活在江南丛林之中），而竹鸡最喜欢吃半夏，生半夏是有毒中药。这种鸡身上有半夏之毒，陛下吃下去，那半夏之毒必然留在食道、咽喉。服生姜正是解半夏之毒。"宋明帝听后甚喜，命使臣将祖传鸳鸯剑赐予徐文伯。

相传，清代名医吴鞠通一日踏青于郊外，遇众人围观一倒地农妇，他出于医生的职责，便上前诊视。该农妇四肢厥冷，脉微细欲绝，问守候在旁的其夫，方知她连日泄泻，腹痛怕冷，今晨昏厥，至此还未神清。吴鞠通因游春在外，未带救治药针，忽想起身边有"佩姜"一块，遂解予其夫，命速煎汤给患者服下。农妇饮下姜汤后，不一会儿工夫就眼开、肢温并翻身坐起，观者无不惊奇，称吴为"神医救命"。原来，吴鞠通的这块"佩姜"即是干姜。

药理研究证明，生姜内含有一种称为"姜辣素"的成分，它可促使心跳加快、血管扩张、血流加速、皮温增高、汗液分泌，从而增强了人体的抗病能力。姜辣素又能刺激消化道中的神经末梢，引起胃肠蠕动增强、消化液分泌旺盛、小肠的吸收能力提高，从而具有健胃、止呕的作用。

槟榔的传说

很早以前，云南傣族山寨有个叫兰香的美丽聪明姑娘，与本寨勤劳憨厚的小伙子岩峰相爱。正当二人热恋的时候，兰香的肚子不知怎么大了起来，她焦急万分。岩峰怀疑兰香不贞，和她断绝了往来，使她有苦难言、悲痛欲绝。兰香的父母认为女儿做出了见不得人的丑事，要赶她出门，就拿出不少槟榔硬要她吃下，又逼她到森林中去死。兰香怀着悲痛，含着泪水，满腹冤屈地吞食了这些槟榔，就头也不回地跑到离家不远的一片森林中去了。过了几天，兰香奇异地回家来了，而且腹平如常，周身上下也未见何变化。家人和村里人都很诧异，就纷纷到林子里察看，只见兰香在那里便下很多虫子，这才明白，原来兰香是患了虫积蛊胀病，并且也知道了槟榔有杀虫、行气、消积之功用。

槟榔是中药，它消食开胃，嚼槟榔可助消化，因此半个多世纪前，人们嚼槟榔像喝茶一样，极为普遍。譬如到饭馆里参加一个宴会，席后店小二会向客人敬上一小碟槟榔，供客人取用。就是到戏院里去看戏，也有卖槟榔的小贩随时叫卖，这种风气当时在全国不少地区是很流行的。其时人们随身都带着一个绣工精细的荷包，考究一点的带有银质、金质或镶宝石的槟榔盒，以备饭后取食槟榔。

槟榔种子表面淡黄棕色或淡红棕色，肉质白色，易腐烂，焙后方可久储之。槟榔的药用价值很多。而且它的果皮称"大腹皮"，能行气、利水、消肿。宋人罗大经《鹤林玉露》中说，槟榔有四个功能："一曰醒能使之醉。盖食之久，则重然颊赤，若饮酒然。苏东坡所谓'红潮登颊醉槟榔'也。二曰醉能使之醒。盖酒后嚼之，则宽气下痞，余醒顿解。三曰饥能使之饱。四曰饱能使之饥。空腹食之，则充然气盛如饱；饱后食之，则使饮食快然易消。"槟榔秉性疏通而不泄气，味有余甘，在我国广东、云南、福建、台湾等地都有所产。

槟榔古时呼"宾郎"，宾与郎是古时对贵宾的尊称，凡贵客临门，必先呈此，有趣的是在我国南方，槟榔常被作为男女定亲的礼品。男女婚配，双方都以互赠槟榔为贵。青年男子向姑娘求婚时，以槟榔为信物；当婚后生了一位千金，便在门口载一株槟榔树，直至女儿出阁，那株槟榔树便随着她一起迁植至男方家，由此足见槟榔身价之高。

品食槟榔有鲜食和干果嚼食两种。鲜食槟榔可蘸上蛎蚌细粉，包上野胡椒叶入口嚼之，初先吐去一口红水，后细嚼慢咽，则越嚼越香。至于水果，可切片嚼之，其味与鲜果一样醇美。苏东坡《食槟榔》诗中有"滋味绝媚妩"，对槟榔之味做了绝妙的形容。

牛黄的传说

牛黄又称犀黄，为牛的胆囊、胆管或肝管中生成的结石，性凉，味甘，入心、肝经，具有清心、开窍、化痰、息风的功效。关于牛黄的药用还有一段有趣的传说。

一日，名医扁鹊正从药匣中取出煅好的青礞石准备研末为邻居杨宝治疗中风偏瘫。这时，门外传来一阵喧闹声，原来，杨家养了十几年的一头黄牛，近几天日渐消瘦，不食草料，以致不能耕田，故杨宝的儿子杨小林雇人把牛宰了。谁知牛胆里长了一块石头，扁鹊对此颇感兴趣，就把这块结石留下，随手与青礞石放在一起。此时，杨宝的病又急性发作，扁鹊一边扎针急救，一边吩咐杨小林："快，去我家把桌上的青礞石拿来。"杨小林飞跑拿来药，扁鹊也没顾上细看，就把它研成末，取五分给杨宝灌下。不一会儿，病人停止了抽搐，气息平稳，神志清楚。扁鹊回到自己屋里，发现青礞石仍在桌上，而放在一起的牛结石没了，一问才知道，杨小林拿错了药。"难道这牛结石也有化痰开窍的作用吗？"扁鹊反复思考。第二天，他有意用牛结石代替青礞石使用，三天后，杨宝的病大有好转，停止了抽搐，偏瘫的肢体亦能活动。杨宝感谢万分，问用了什么药。扁鹊稍加思索说："此结石长在牛身上，凝于肝胆而成黄，就叫它'牛黄'吧。"从此，牛黄作为一味清心豁痰的名贵中药，沿袭使用至今。

乌药的传说

乌药，又名天台乌、白叶柴、矮樟，是樟科常绿灌木植物。关于它的作用，曾有一个美丽的传说。

相传在汉代浙江某县，有刘氏、阮氏两位青年，为医治村上流行的心痛病，远离家乡上天台山采药，随身带的干粮吃完了，而药仍未采到。后来，他们打听到这种药产在桃源洞一带，就向该洞奔去。走过一道山岭，只见前面水潭边有两个少女，一着红衣一穿绿袄，朝着他俩微笑，还叫他俩的名字，两人非常惊奇，忙问："彼此素不相识，姑娘怎知我俩名字？莫非是仙女？"两位姑娘点点头。穿着绿袄的姑娘说："我叫碧桃，她名红桃，家住桃源洞，今日特来请你们前去做客。"

刘氏、阮氏二人随两位仙女进入桃源洞后,才知这姐妹俩是天上司药的仙女,奉命在此看守仙药——乌药。他们彼此间一见钟情,相亲相爱,不知不觉半年过去了。一天,刘氏对阮氏说:"我俩入山已久,药还未采到,如何是好?"两人正在发愁,只见仙女捧着仙药走来,说:"两位专来采药,历尽艰辛,现特以此乌药相赠,可治心口痛。"第二天一早,两位仙女送他俩上路,难分难舍,依依惜别。

刘氏、阮氏二人回到家乡,村里已景物全非,全村父老均不相识。后找到一位百岁老人,他说在儿时听祖辈说过村里有两位祖公上天台山采药,后来音讯全无。刘氏、阮氏听后,大吃一惊,想不到入山才半年,人间已七世。他们将乌药种到园中,一夜之间已是满园翠绿,稍后将乌药分赠众乡亲治病,疗效非凡。三个月后,刘氏、阮氏又返天台,桃源洞已是岸壁生苔、雾锁洞口,仙女不见了。而洞边却多了两座山峰,形似仙女,这就是现在的"双女峰"。由此,天台乌药美名大振,享誉海内外。

乌药入药首载于《开宝本草》。它性温味辛,入肺、脾、肾、膀胱经。具有行气、温肾、散寒、止痛等功效,能治气逆、胸腹胀痛、疝气、小便频数等证。

阿胶的传说

阿胶是一味补血止血的良药,主治血虚萎黄、咯血、便血、尿血、崩漏及阴虚肺燥咳嗽等。阿胶的来历还有一个故事。

相传很久以前,民间流传着一种怪病,病人面黄肌瘦,卧床不起,直到气喘咳嗽、咯血而死。一时间万户萧疏,村镇冷落。当时,山东东阿县魏家庄有位美丽聪明的姑娘名叫阿姣,她的父母也不幸身患此病,双双去世。阿姣为使众乡亲脱离病痛,只身赴东岳泰山寻求治病药草。一日,路遇一鹤发童颜长老。长老告知,病可治,药难得:要用一头小黑驴的皮,而这驴是老种蛟龙驹，凶猛异常。阿姣想着众乡亲的病痛，急忙拉着长老说：只要能救人苦难，豁出性命也心甘！长老听了，微笑点头，阿姣立刻拜师学艺。经过七七四十九天，把七十二路剑法练得精通，即拜别恩师，到深山去寻找小黑驴。经过一番苦斗，阿姣制伏了小黑驴，即按长老吩咐，熬制驴皮。阿娇在锅内用八八六十四担泉水，烧九九八十一担桑柴，熬七七四十九个昼夜，亮晶晶、香喷喷的药胶出锅了。病人服一个好一个，想找恩人致谢时，长老和阿姣都不见了。人们说，长老是药王菩萨下凡，把阿姣带上仙山当药童了。为了纪念阿姣姑娘，后来就把药胶叫作"阿胶"。

水蛭的传说

水蛭，俗称蚂蟥，是一种生活在水田、湖沼中的软体动物，靠吸血为生。水蛭入药，其性味苦咸，能破血逐瘀、消癥通经。关于水蛭还有这样一个故事。

春秋战国时期的楚惠王，一次与群臣共同饮宴时，发现腌菜里有一条水蛭，本想把它挑出来，但又担心因此会使厨官受到惩罚，于是楚惠王便把这条水蛭吞了下去。不曾想这样一来，楚惠王原来患有的冷积旧病，却因此痊愈了。

近代名医张锡纯认为水蛭为活血的良药，他说："凡破血之药，多伤气分，唯水蛭味咸专入血分，于气分丝毫无损，而瘀血默消于无形，真良药也。"

水蛭主要用于血瘀经闭、癥瘕痞块、中风偏瘫、跌打损伤等症。

芦荟的传说

话说慈禧太后守寡时不到 30 岁，然而她恣情纵欲，不几年便面现憔悴、衰老之容。为此她想方设法，仍不奏效，只好下令遍寻美容良方。一日，进宫不久的李莲英密保直隶南皮名医马培之进京。马培之是当地颇有名气的祖传名医，尤其是对养生、美容有独到见解。入宫诊视后，曰：太后之病，乃精气不足，血与津液不能上循于面，面失滋养所致，用药先以活血、生津、滋润为主，而后当补肝益肾……其药方为芦荟一味，捣碎入蛋清涂面，用药月余，果然慈禧憔悴面容全消。

芦荟是百合科植物库拉索芦荟、好望角芦荟或同属近缘植物叶中的汁液经浓缩而成。其药用首载于隋唐医学家甄权编著的《药性论》中，后被收录在宋代刘翰等编撰的《开宝本草》中，它性味苦寒，具有泻下通便、清肝泻火、杀虫的作用。在中医方剂中常用于治疗便秘、肠胃病、高血压、糖尿病等。据报道，1945 年美军在日本广岛、长崎投下原子弹后，幸存者用芦荟胶汁涂抹在核辐射所致的伤口上，伤口很快就愈合了，且未留下疤痕。故而，人们对芦荟产生了极大的兴趣，特别是对它在皮肤美容方面的功效进行了一系列的研究。发现芦荟含有丰富的皮肤营养素，可用作化妆品的天然添加剂。芦荟有防止皮肤干燥或油脂分泌过多的双向调节作用，使肌肤滑嫩、秀发柔亮，并可治疗雀斑、青春痘，能防止脱发、去头屑。据说古埃及女王克娄巴特拉常用芦荟护肤美容，其美貌至老而不衰。

白芍的传说

东汉神医华佗在其后宅辟药园，对种植的每味药他都要仔细品尝，弄清药性后，才用到病人身上。

有一次，一位外地人送给华佗一棵芍药，他就把它种在了屋前。华佗尝了这棵芍药的叶、茎、花之后，觉得平平常常，似乎没有什么药性。

一天深夜，华佗正在灯下看书，突然听到有女子哭声。华佗颇感纳闷，推门走出去，却不见人影，只见那棵芍药。华佗心里一动：难道它就是刚才哭的那个女子？他看了看芍药花，摇了摇头，自言自语地说："你自己全身上下无奇特之处，怎能让你入药？"转身又回屋看书去了。

谁知刚刚坐下，又听见那女子的啼哭声，出去看时，还是那棵芍药。华佗觉得奇怪，喊醒熟睡的妻子，将刚才发生的事给她描述了一遍。妻子望着窗外的花木药草说："这里的一草一木，到你手里都成了良药，被你用来救活了无数病人的生命，独这株芍药被冷落一旁，它自然感到委屈了。"华佗听罢笑道："我尝尽了百草，药性无一不辨得一清二楚，该用什么就用什么，没有错过分毫。对这芍药，我也多次尝过了它的叶、茎、花，确实不能入药，怎么说是委屈了它呢？"

事隔几日，华夫人血崩腹痛，用药无效。她瞒着丈夫，挖起芍药根煎水喝了。不过半日，腹痛渐止。她把此事告诉了丈夫，华佗才知道他确实委屈了芍药。

后来，华佗对芍药做了细致的试验，发现它有镇痛、调经等效果。

紫苏的传说

相传东汉末年的一天，名医华佗在一家酒店里小饮，巧遇一群青年在比赛吃螃蟹，吃空的蟹壳堆了一大堆。华佗上前劝他们说："吃多了会闹肚子，还可能有生命危险。"但这群青年不听他的劝告。

当天，这群青年和华佗都在这家酒店里投宿。半夜，吃螃蟹的几个青年大喊肚子痛，有的痛得在地上打滚。当时还没有治疗这种病的良药，华佗非常着急。忽然，华佗想起一次他在采药时，见到一只小水獭吞吃了一条鱼，肚子撑得像鼓一样。它一会儿下水，一会儿上岸，显得很难受。但后来，它爬到岸上，吃了些紫色的草叶，不久便没事了。华佗想，那种紫色的草叶能解鱼毒，想必也能解蟹毒吧。于是他立即唤醒徒弟出去采了那种紫色的草，马上煎汤给几个青年服下。过了一会儿，几个青年的肚子果然不痛了。青年们这才知道他就是名医华佗。他们对华佗的医术赞不绝口，并拱手称谢。

华佗为了记住这种草药，就给它取名为"紫舒"，意思是服后能使腹中舒服。因为字音相近，又属草类，后人就把它称作紫苏。紫苏目前仍是民间用于治疗食鱼蟹中毒的常用中药。

近年从紫苏中提取的挥发油还被证明有解热、抗菌、消炎的作用。日本人也发现紫苏的水浸液有抑制癌细胞生长的作用。

何首乌的传说

何首乌本名"交藤"，性味苦、甘、涩、微温，为多年生草质藤本，是一种少见的中药，并具有很多奇妙的作用。比如，它可使头发变黑，可使人的机体与肌肉、韧带和骨骼保持健康等。关于何首乌的来历还有一个美丽的传说。

据传，唐宪宗元和七年，有个叫文象的和尚，在句容山上遇到一个姓李的老人，叫安期，虽寿高百岁，却须发亦黑，问其原因，说是服了一种妙药。安期老人告诉文象和尚，妙药是一个叫何田儿的人送的。

何田儿自幼体弱，无生殖能力，也无男性特征，直到58岁还没结婚成家。后出家学道，住在山中道观里。一天醉卧山坡，忽见两棵相距3尺远的藤枝慢慢向一块儿靠拢，相互缠绞在一起，过一会儿又解开，反复多次。何田儿觉得奇怪，一直等到天亮仔细看了看，藤是紫色的，叶又像红薯叶，顺藤掘起，根块有拳头和胳膊那么粗细。何田儿请教别人是什么东西，没有任何人知道。后来一个老人说，这是仙药，你身体不好，何不试用！何田儿半信半疑，将仙药弄碎用酒冲服，面色大改，气血旺盛，旧病全无。本来花白的头发变得乌黑油亮，容颜如春。至此，他干脆回乡娶妻，后来连生数子，何田儿也改名为能嗣，取其能生之意。他寿至168岁，其子孙也沿用这个办法，上山寻找此药，大儿子寿至130岁，其他儿子也在百岁以上。安期将这种药叫作"何首乌"。首，头；乌，黑色。何首乌，意即何田儿的头发黑了。

现代药理研究证明，何首乌还能够降低血液中的胆固醇，提高肾上腺功能，从而增加机体在焦虑时的抗病能力。它对人体是一种优良的滋补剂，可增加能量、增强性功能和活力。

墓头回的传说

沈括是北宋一位伟大的科学家，对药用植物也有很深的研究。

春日的一天，沈括来到王屋山进行考察，当他在山边的一个坟场休息时，只见两个人抬着一口棺材来到这里，后边跟着一个小伙子哭哭啼啼好不伤心，却没有披麻戴孝。沈括走过去仔细看了看，棺材外边有一摊鲜血，是从棺材里流出来的。他便大声喝道："先别埋！死者可是个妇人？"小伙子擦了一把眼泪说："是的，是我媳妇！"沈括说："人还有救，快把棺材打开！"小伙子将信将疑，按沈括的要求，打开棺木。沈括顺手拔起附近一些绿茎肥嫩、微似小芹的有节的草，嘱其煎汤服。这种草叶子一对一对的，开着黄色小花，它的根黑黑的，有一股臭气。谁知煎汤给妇人服下去，"死者"竟然活转过来了。原来"死者"是一个青年妇女，由于分娩流血过多而"死"。沈括发现了棺材中流出的鲜血，推想到可能出血太多导致休克，竟然把这妇女救活了。

为了感谢沈括的救命之恩，这对年轻夫妻便把他请到家中吃饭，还特意炒了几个鸡蛋，买了一壶白酒招待沈括。席间，小伙子突然问："你叫我媳妇吃的草药叫什么名字？"因沈括对药用植物有很深的研究，对多种草药的名称、功能和主治了如指掌，便说："是箭头风。"小伙子听后说："箭头风，这个名字不好听！这种草药能从墓边将我媳妇救回，不如改个名字，叫'墓头回'吧！"沈括也同意了小伙子的提议，说："好，那就叫'墓头回'吧！"晚上，沈括又要写医学随笔，在他的《记王屋山异草》文中写道："王屋山，有异草，制百毒，于鬼手夺命。故山中人谓此草名墓头回……"

《中药大辞典》记载：墓头回，又名箭头风。味辛性温，入心、肝二经，有祛瘀、消肿的功能，是妇科的止血、治带药。主治温疟、妇女崩中、赤白带下、跌打损伤。

胖大海的传说

胖大海味甘、性寒，可润肺、利咽、润肠，主治痰热咳嗽、声哑、咽喉肿痛、大便干结等病症，开水冲泡，每次 2~3 枚即有效。说起胖大海的由来，还有一段感人的传说。

在古代，有个叫朋大海的青年跟着叔父经常坐船从海上到安南（今越南）大洞山采药。大洞山有一种神奇的青果能治喉病，给喉病病人带来了福音。但大洞山上有许许多多野兽毒蛇出没，一不小心就会丧命。朋大海很懂事，深知穷人的疾苦，他和叔父用采回来的药给穷人治病，少收或不收钱，穷人对大海叔侄非常感激。

有一次叔父病了，大海一人到安南大洞山采药，一去几个月不回来，父老乡亲们不知出了什么事。等叔父病好了，便到安南大洞山了解缘由。叔父回来后说："据当地人传说，去年有一个和我口音相似的青年采药时，被白蟒吃掉了。"大海的父母听了大哭，邻友们跟着伤心流泪，说他为百姓而死，大家会永远记住他，便将青果改称"朋大海"，又由于大海生前比较胖，也有人叫"胖大海"。

马齿苋的传说

从前有户人家，户主早殁，留下老太太当家。膝下有三个儿子，两个大的都娶了媳妇，只有三儿子年幼，尚未婚配，但老太太也给他买了个童养媳。

童养媳只有 14 岁，在家中备受虐待，整天穿破的，吃剩的，干脏的累的。就这样婆婆还十分讨厌她，动不动就打骂一通。大哥大嫂也不善，常常搬弄是非，挑唆婆婆打她；二哥自忙活计，无暇管事，只有二嫂心眼好，遇事总护着她，想法子解劝。

那一年，村里流行痢疾，许多人无药可医而死。不久，这童养媳也闹开了肚子。怕染病上身，大嫂就对婆婆说："这死丫头害病，不能干活了，还会传染人，快把她赶走算了。"婆婆一听，觉得在理，但又心疼已花出的钱，况且万一病好了，不是还能让她多干点活嘛。于是，就把童养媳赶到菜园中的茅棚里。

可怜的童养媳十分难过：自己有病，婆婆不拿她当人看，未婚的丈夫又不懂事，哪里还有活路啊！于是她走到菜园里一眼水井旁，想一头栽下寻死。正在此时，二嫂跑来拉住了她："你年纪轻轻的，来日方长，不能死啊。我给你端来半锅稀饭，先吃点，明天让你二哥请个医生来。"童养媳想想有理，就渐渐打消了寻死的念头，住在茅棚里。可此后三天，别说医生，就连二嫂也不见来了。她早已吃光了稀饭，饿得两眼昏花，怎么办呢？菜园里有可吃的东西她不敢偷吃，只好从地边薅了许多野菜，用锅煮了吃，用来充饥，可吃了两天，病竟意外好了。她要回家探个究竟。还未入家门，她却看见门上挂着麻布，接着又撞上未婚的丈夫挂孝而出，一问才知，婆婆和大哥大嫂全闹痢疾死了，二哥正忙着料理后事，二嫂也病在床上起不来。情急中，她跑进屋看二嫂，互相抱头痛哭。当二嫂问她怎么治好了病，这些天是否饿坏了时，她猛然想起吃过的野菜。于是急忙跑回菜园，薅了半筐野菜，煮好端来给二嫂吃，这样病果然好了。

善良的妯娌俩口传着这意外找到的治病野菜，乡亲们都挖来吃，结果一个个患痢疾的都被治好了。大家看这野菜长着马齿样的叶子，又没有名，就叫它"马齿草"。后来，又陆续有"马苋""马齿苋""马齿菜"等名。

马齿苋是一年生肉质草本植物马齿苋的全草，全国各地均产，夏秋两季当茎叶茂盛时割取全草入药。其性味酸寒，归大肠、肝经，有清热解毒、止血等功效，主要用于热毒或湿热痢，也常用于热毒疮病和妇科血证。

相思子的传说

相传汉代闽越国有一男子被强征戍边，其妻终日望归。后同去者归，唯其夫未返，妻念更切，终日立于村前道口树下，朝盼暮望，哭断柔肠，泣血而死。树上忽结荚果，其籽半红半黑，晶莹鲜艳，人们视为贞妻的血泪凝成，称为"红豆"，又叫"相思子"。唐代诗人王维有诗："红豆生南国，春来发几枝。劝君多采撷，此物最相思。"诗人根据故事借物抒情表达相思，委婉含蓄，成为千古传诵的名诗。

相思子（红豆）为豆科缠绕藤本植物相思子的种子。现代药理研究，相思子含相思子毒蛋白、相思子碱等，对癌细胞的 DNA 的生物合成有中等程度的抑制作用。相思子醇提取物在体外对金黄色葡萄球菌、大肠杆菌、痢疾杆菌、伤寒杆菌和某些皮肤真菌有抑制作用。味辛苦、性平。有毒的相思子一般不内服，必要时须控制其用量。

沙苑子的传说

沙苑子为豆科植物，又名潼蒺藜、夏黄草等。生产于陕西大荔县沙苑一带，其学名为皇帝亲赐。据传永乐公主少时体弱多病。"安史之乱"时奶妈带她逃到大荔县沙苑，被一位 70 多岁老人收留。她每日除家常便饭外，常喝老人给她配制的一种茶，两年之后，公主竟病患全无，脸色红润、眼睛明亮，娇美动人。后她离别时，老人又送她一葫芦药并说："此药既可治先天不足，又可治后天之伤，你留着用吧！"公主回宫后将此药献给唐肃宗，肃宗连服半月，便觉精力充沛，目明心爽，便赐药为"沙苑子"，并指定为贡品。

中医学认为，沙苑子性味甘、温，入肝、肾经。具有养肝、补肾、明目、固精的功效，可治肝肾不足、腰膝酸痛、目暗昏花、遗尿、尿频、白带等症。《本草纲目》上载"补肾、治腰痛泄精、虚损劳乏"，颇有良效。

丁公藤的传说

传说古代有位叫何小的青年人，其父终年劳累，受风吹雨淋患上了风湿骨痛病。两年来，请众医诊治，药石无效，渐渐地何大爷的左腿已失去了直立的能力。

家人四处奔走，打听灵丹妙药。有一天，何小上山打柴已十分疲乏，顺势倒在山草丛中，很快进入甜蜜的梦乡。由于寻药心切，何小在梦中仍不断地去打听良方，为父解难。忽然间见一仙翁，从云中飘然而至，见何小双膝跪向天神求药，言道："小生有何疑难，如此焦急，快与老翁道明。"何小说："我父身患风湿骨痛病两年，众药无效，特请仙翁赐教，寻得良药，早日解除我父顽疾，我也尽到做儿子的一点孝心。"仙翁道："小生不要着急，见你忠孝可敬，明日可往南山悬崖处，那里长有一株绕树长藤，角叶似丁，形状如蛇，你可取藤数斤，切小段用好酒浸泡，半月后方可服用，你父病能转危为安。"何小向仙翁磕头致谢，抬头望时，已不见仙翁身影，只看到西方瑞云一片随风远去。此时何小被雷声惊醒，原来是美梦一场，顿时从蒙眬中意识到，南山上真的有救父仙药……

第二天，天刚发亮，何小直往南山悬崖奔去。一路上斩荆棘，杀毒蛇，终于来到仙翁所指之处，只见一株长青绕树如蛇状之木藤，角叶如丁状，用刀砍下几斤，匆匆回到家，照仙翁吩咐泡好药酒，半月后，开始给父亲服用。又过半月后，其父的风湿骨痛竟神奇地康复了。父子俩又与往常一样上山打柴、打猎，过着幸福安宁的生活。

于是，乡里山民纷纷询问何小是用什么仙药救好其父的病？何小说不出药名，也不知仙翁姓名，见木藤有角叶如丁状，就取名为丁公藤，以纪念传药的老翁。

丁公藤为旋花科植物，辛温，功能祛风湿、消肿痛，浸酒服用，专治风湿骨痛。丁公藤注射液具有发汗、祛风、镇痛的作用，适用于急慢性风湿关节炎、类风湿关节炎、腰椎炎，特别是对坐骨神经痛疗效十分显著，是风湿骨痛之天然良药。

蒲公英的传说

相传，在很早以前，河南洛阳城有位小姐叫公英，她不但长得貌若天仙，且聪明贤惠。一天她患了乳疮，红肿疼痛，奇痒难忍，便找了一个游医治疗。那游医见姑娘长得美丽，顿生邪恶念头，趁诊病之机，肆意调戏，公英忍无可忍，抬手打了他两个耳光。游医因邪念未得逞，就到处造谣，说公英作风不正，伤风败俗。公英听到谣传十分气愤，为洗清谣言，竟投河自尽。这时，渔翁正好在河边打鱼，急忙将她救起。老渔翁得知她投河原因后，便让他女儿蒲英去山上采来一种草药，煎水为公英姑娘洗涤患病之处，同时又将另一部分药捣烂后给公英敷在患处，连续几天洗、敷后，姑娘的乳疮竟然好了。后来，公英姑娘便将这种草药栽种在自家的房前屋后，待有人需要时，就将此药提供给他们。为感谢老渔翁的救命之恩，便将这种草起名为蒲公英。

蒲公英是一味广谱抗菌的野菜，对金色葡萄球菌、肺炎双球菌、溶血性链球菌、白喉杆菌、绿脓杆菌、伤寒杆菌、痢疾杆菌等有杀灭的作用，还有利胆、利尿和催乳的功效。

决明子的传说

从前，有个老秀才，还不到六十岁就得了眼病，看东西看不清，走路拄拐杖，人们都叫他"瞎秀才"。

有一天，一个南方药商从他门前过，见门前有几颗野草，就问这个草苗卖不卖？老秀才反过来问："你给多少钱？"药商说："你要多少钱我就给多少钱。"老秀才心想：这几棵草还挺值钱，就说："俺不卖。"药商见他不卖就走了。

过了一段时间，南方药商又来了，还是要买那几棵草。这时瞎秀才门前的草已经长到三尺多高，茎上已经开满了金黄色花，老秀才见药商又来买，觉得这草一定有价值，要不然他为何老要买？老秀才还是舍不得卖。

秋天，这几颗野草结了菱形、灰绿色有光亮的草籽。老秀才一闻草籽味挺香，觉得准是好药，就抓了一小把，每天用它泡水喝，日子一长，眼病好了，走路也不拄拐杖了。又过了一个月，药商第三次来买野草。见没了野草，问老秀才："野草你卖了？""没有。"老秀才就把野草籽能治眼病的事说了一遍。药商听后说："这草籽是良药，要不我三次来买。它叫'决明子'，又叫'草决明'，能治各种眼病，长服能明目。"以后，老秀才因为常饮决明子泡的茶，一直到八十多岁还眼明体健，曾吟诗一首："愚翁八十目不瞑，日数蝇头夜点星，并非生得好眼力。只缘长年饮决明。"

人参的传说

深秋的一天，有两兄弟要进山去打猎。好心的老人劝他们说，马上就要下雪，别进山啦。万一碰上大雪封山，你们就下不了山了。可他俩凭着自己年轻力壮，硬是不听老人劝，带了弓箭刀叉，进山打猎了。

进山后，兄弟俩果然打了不少野物。正当他们继续追捕猎物时，天开始下雪，接着很快就大雪封山。两人没法，只好躲进一个山洞。平时他们除了在山洞里烧吃野物，还到洞旁边挖些野生植物来充饥，改善口味。他们发觉有一种外形很像人形的东西味道很甜，便挖了许多，用它当水果吃。不久，他们发觉，这种东西虽然吃了浑身长劲儿，但是多吃会出鼻血。为此，他们每天只吃一点点，不敢多吃。有时天气放晴，他们就踏着厚厚的积雪，到附近打些野物。转眼间冬去春来，冰雪消融，兄弟俩扛着许多猎物，高高兴兴地回家了。

村里的人见他们还活着，而且长得又白又胖，感到很奇怪，就问他们在山里吃了些什么。他们简单地介绍了自己的经历，并把带回来的几枝植物根块给大家看。村民们一看，这东西很像人，却不知道它叫什么名字。有个德高望重的白须长者笑着说："它长得像人，你们两兄弟又亏它相助才得以生还，就叫它'人生'吧！"

后来，人们又把"人生"改叫"人参"了。

王不留行的传说

相传西晋文学家左思的妻子产后乳汁不下，婴儿饿得哇哇叫，左思正欲外出寻求催乳良方，忽然听到山外传来歌声："穿山甲，王不留，妇人服后乳长流……"左思急忙来到山上，原来歌者是位民间医生，他告诉左思，这两味中药是他家的家传方，凡产妇无乳，服之非常灵验。

左思带上医生所配的药粉，赶回家中，用甜酒给妻子冲服，果然很快见效，乳汁源源不断。左思感慨万分，便吟诗咏药，使灵验的药方广为流传。他在诗中写道："产后乳少听我言，山甲留行不用煎。研细为末甜酒服，畅通乳道如井泉。"

明代医药学家李时珍在《本草纲目》中也引用了"穿山甲，王不留，妇人服后乳长流"这首歌谣。并说王不留行的特性就是"行而不住也"。还有人强调说，之所以叫王不留行，是因为此药使产妇乳汁长流，即使是帝王也不能使其停留，仍然源源不断，通行无阻。

桑寄生的传说

从前，有个财主的儿子得了风湿病，腰酸膝痛，行动不便，后来瘫痪在床。请了许多医生也没有治好。财主听说二十里外南山有个药农善治此病，就指派一名小长工每隔两天进山取一次药，但连服了多种草药，仍不见效。

这年冬天，天气特别冷，又连降了几天大雪。这天小长工刚上路，由于衣着单薄，冻得浑身打战，实在无法进山，徘徊村外。他想，反正吃什么药也不见好，于是就把老桑树枝叉上长的一种小枝条折下来，冒充草药送给东家，财主照常煎给儿子喝。小长工见瞒过了财主，便每天去摘那枝条充药。时间一天天过去了，财主儿子的病却一天天地好了起来。药农得知消息后，觉得奇怪。心想，整整一个冬天没来取药，他到底吃了什么药治好了病呢？

于是亲自下山来探问究竟。药农刚迈进财主家的院门，刚好碰到小长工。小长工怕露了"馅儿"挨打，只好将事情经过告诉了药农，并央求药农为其保密，药农回去用这些小枝条先后治愈了不少风湿病患者。因为这些小枝条寄生在桑树上，药农就给它取名为"桑寄生"。

桑寄生有降压、镇静、利尿的作用。既能祛风湿、舒筋络而利关节，又能补肝肾、强筋骨而增强抗病能力，还有益血安胎的作用，故可治肝肾虚弱的风湿痹痛、高血压病、冠心病及妇女胎动不安等。《药性歌括四百味》中说："桑上寄生，风湿腰痛，止漏安胎，疮疡亦用。"

女贞子的传说

从前有个善良的姑娘叫贞子，嫁给一个老实的农夫。两人都没了爹娘，同病相怜，十分恩爱地过日子。哪知婚后不到三个月，丈夫便被抓去当兵，任凭贞子哭闹求情，丈夫还是一步三回头地被强行带走了。

丈夫一走就是三年，音信全无。贞子一人整日里哭泣不已，总盼着丈夫能早日归来。有一天，同村一个当兵的逃了回来，带来她丈夫已战死的噩耗，贞子当即昏死过去。乡亲们把她救过来后，她还是一连几天不吃不喝，寻死觅活。最后有个邻家二姐劝慰她，说那捎来的信也许不真，才使她勉强挺过来了，但这一打击却让她本来羸瘦的身体更加虚弱，这样过了半年，她最终病倒了。

临死前，贞子睁开眼拉着二姐的手说："好姐姐，我没父母没儿女，求你给我办件事。"二姐含泪点头。"我死后，在我坟前栽棵冬青树吧。万一他活着回来，这树就证明我永远不变的心意。"贞子死后，二姐按她的遗言做了，几年后冬青枝繁叶茂。

果然有一天，贞子的丈夫回来了。二姐把贞子生前的情形讲了，并带他到坟前，他扑在坟上哭了三天三夜，泪水洒遍了冬青树。此后，他因伤心过度，患上了浑身烦热、头晕目眩的病。也怪，或许受了泪水的淋洒，贞子坟前的冬青树不久竟开花了，还结了许多豆粒大的果子。乡亲们都很惊奇这树能开花结果，议论纷纷，有的说树成仙了，吃了果子人也能成仙；有的说贞子死后成了仙等。贞子的丈夫听了怦然动心："我吃了果子如果成仙，还可以和爱妻见面。"于是摘下果子就吃，可吃了几天，他没成仙，也没见到贞子，病却慢慢好了。

就这样，冬青树果子的药性被发现，它能补阴益肝肾，人们纷纷拿种子去栽，并给取名叫"女贞子"。其实，药用女贞子取自木犀科植物女贞的果实，因该植物与冬青科植物冬青的外形相似，四季常绿，因而古时某些地区也称为"冬青"。女贞子入药首载于《神农本草经》，又名女贞实、冬青子，其性味甘苦而凉，能补肝益肾、乌须明目，治疗由于肝肾阴虚所致的阴虚内热、头晕耳鸣、腰膝酸软、须发早白、视力减退等。

蛇床子的传说

传说秦朝时，有一年在浙江南部的一个小村庄里突然流行一种怪病，患这种病的人，全身皮肤长出米粒大小的疙瘩，奇痒难忍，抓破后，流出腥臭的黄水，许多郎中都说这种怪病无药可治。一天，从外地来了个年过半百的草药郎中，他住在一个叫王福的年轻人家里。他看到村上的人生了这种病，便对王福说："这种病其实可以治，但缺少一味对症的药。"王福一听，十分高兴，急忙问是什么药，郎中说："五百里外的瓯江上有个小岛，这味药就长在这个岛上，叶子像羽毛似的，开的花像小伞一样，用它的果实煎水洗，可治这种怪病。但岛上毒蛇遍地，无人敢去，而这味药又被毒蛇压在身下，实在无法采到。曾有许多热血青年先后去蛇岛采药，均有去无回。"王福听罢，忙问："用什么办法可以采到这味药呢？"那郎中说："要采此药，只有一个办法，须有一个胆大心细的人，带上雄黄酒，在五月初五端午节那天上岛，将雄黄酒洒在毒蛇的周围，毒蛇闻到雄黄酒后，会纷纷躲避，这时迅速将药采下，离开蛇岛。"

王福决心为全村的人解除病苦，于是准备了雄黄酒，辞别了母亲和妻子，在端午节那天登上了小岛。面对遍地的毒蛇，他毫无惧色，走一步，将雄黄酒洒一圈，最后，终于在毒蛇下面找到了那味药，王福割了一大箩筐，然后离开了蛇岛。回到村里他将此药煎水给村民们洗，全村人的怪病都治愈了。大家向王福打听这种药的名字，王福想了想后说："此药是从蛇身下面采来的，就叫'蛇床子'吧！"此后，蛇床子这味药就流传下来，被李时珍收入了《本草纲目》中。

佛手柑的传说

佛手柑又名佛手，是芸香科植物佛手的果实，晚秋成熟，顶端分裂如拳，或张开如指，外皮鲜黄色，有乳状突起，无肉瓤与种子。

中药常用佛手柑治疗胃脘不舒、胸满肋胀、痰饮咳喘等病。有疏肝、止痛、化痰、理气、和胃之功效。

说起佛手治病，民间流传着这样一个故事：青年农民周德，早年丧父，与母相依为命，十分孝顺。其母患有胸闷胀痛之病，发作时胸部胀满，隐隐作痛，不思饮食。周德看着母亲病痛的样子，心情焦虑，但是苦无良方。

一天傍晚，周德荷锄回家，走到村头看见一群人围着一位鹤发童颜的老者正在求医问药。周德挤入人群，向老者说明母病，求问老者有何良方。此时天色已晚，老者急欲赶路，遂取纸笔疾书数语，递给周德。嘱其按照字条去做，必能医好母病。周德回家打开字条灯下细看，上面写着"南山巅，佛手柑。山岭高，山路险。是孝子，不畏难。采得佛手柑，一半闻香味，一半入水煎。孝心可以感天地，高堂母病定能痊。"

周德看罢，暗下决心，为治母病，千难万阻也要上山走一趟。于是他对母亲说明心意，母亲担心儿子安全，劝他不要去冒险。但是周德决心已定，母亲见拉他不住，只得由着他了。

周德克服山路陡峭、苔藓湿滑、荆棘丛生等险阻，终于登上山巅。他放眼望去，只见山顶平阔，绿树红叶和蓝天白云交相辉映，一派金秋风光。在奇花异草丛中，他找到了佛手树，树上结着浅绿色或稍带黄色的佛手柑。走近佛手柑，但闻清香扑鼻，他精神顿时一振，一切乏累全都消散。周德大喜，遂将佛手柑采摘回家，按照老者所嘱，一半留给母亲闻香，一半切片煎汤服用。周德母亲果然痊愈。从此用佛手柑治病就流传下来。

白头翁的传说

相传，秦代有一个农夫名叫王商，因吃了一碗馊饭而腹痛下痢。村里没有郎中，他只得手捂着肚子到村外找人医治。不料，走出村子不远，便因腹痛腹泻加剧而栽倒在路边。

这时，一位满头白发的老翁拄杖走来，见他躺在地上，急忙将他扶起。王商呻吟着将病情叙述了一遍，然后摇了摇头说："老人家，我怕不行了，求您给我家捎个信吧！"老翁一边安慰王商一边用拐杖指着路旁那些长着白毛果实的野草，说："这草的根茎能治好你的病。"说完，老翁便匆匆离去。

王商半信半疑，拔了一把草咀嚼起来。说来也怪，大约过了半个时辰，他感觉腹痛减轻，拉痢次数减少。随后，他支撑着身子，采了一捆药草踉踉跄跄背回家，每天用其根和茎叶煎汤服用，5天之后病便痊愈了。

第二年夏天，村子里闹痢疾。王商想起白头老翁指点的药草，为自己治愈腹痛下痢的事儿，便扛着锄头来到原来的地方，挖了几大捆草药，煎汤给村里人治痢，结果确有奇效。此后，人们为了纪念那位白头老翁，给这种药草取名"白头翁"。

白头翁又名白头公、毛姑朵花，为毛茛科多年生草本植物，生于山林、荒坡及田野，我国黑龙江、吉林、河北、山东、河南等地皆产，药用成分主要是皂苷、白头翁素等。白头翁性味苦寒，是一味清热凉血、解毒要药。《本草汇言》中说它："凉血，消瘀，解湿毒。"现代医学认为，白头翁可治热毒血痢、温疟寒热、鼻衄、血痔等疾病。

淫羊藿的传说

从前，有对小夫妻婚后多年不育，父母劝儿休妻另娶，可儿子于心不忍，从此整天遭受责骂，被逼双双离家出走，沿途以乞讨为生。

一天傍晚，他俩在山脚下倚树小憩，突然狂风呼啸，吓得羊群东奔西跑。他们见牧羊人照应不及，随即上前帮着把受惊的羊逐一赶回棚圈内。牧羊人十分感激，便挽留他们放羊，又供吃包住。他俩发现，母羊生殖力特别强。而他们因无子嗣才流落此地，于是细察其食料，只见所有的羊都争着挑吃一种野草的叶子。从中受到启示后，也采集这种草连根带叶煎汤服，不久这少妇竟怀孕了。

小夫妻结束牧羊生活，欢愉地重归家园。邻里询问吃的什么灵丹妙药，他们笑答："那是羊爱吃的一种野草，草叶像豆叶，边缘有毛茸茸的细齿。"植物学上称豆叶为"藿"，而这草叶形似豆叶，加上羊吃了这草不断交合，故说"淫羊"。由此，人们命其名为"淫羊藿"。

五代时期的《日华子本草》载：淫羊藿，"补腰膝，丈夫绝阳不起，女子绝阴无子"。现代药理研究表明，淫羊藿提取液可激发男女性机能、促进精液分泌，尤以叶和根的作用最强，如今仍沿袭这一古方治不育症。

铁皮石斛的传说

在浙江乐青县的一个小镇，曾一直流传着这样一则故事：

四百年前的明代，有年夏季，连降暴雨，山洪暴发，小镇中水没过膝。七天后洪水虽已退尽，但镇上的居民却得了一种奇怪的病，男女老少都面黄肌瘦，浑身乏力。有天，一位捉蛇郎路过此地，仔细观察后告诉人们——上游的山洞中有一条毒蛇，洪水把它的毒汁冲下污染了溪水，才使大家患病。捉蛇郎终于把毒蛇置于死地，但他自己却被这条大毒蛇缠咬得遍体鳞伤，气息奄奄。当人们举着火把冲进山洞把他抬出来时，死去多时的毒蛇还盘绕在他的身上。镇上一位须发皆白的老中医抢上前一搭脉，认为还有救，但因阴伤津亏，极度虚弱，需一株民间流传的"还魂仙草"才能救这位英雄的命。

所谓"还魂仙草"，即是中草药中充满神秘色彩的"铁皮石斛"。它生长在高山峻岭悬崖的背阴处，不仅十分稀少，而且有一种凶猛的飞鼠守护着。药农大多不敢冒险采药，因为飞鼠会咬断他们沿岸放下去的绳索，不少药农因此而坠崖身亡。但为了救捉蛇郎，药农们连夜打着火把爬上了雁荡山，天微明时已用葛藤搓成了一根柔韧耐磨的长藤索，把一位身手矫健的药农慢慢放下悬崖。悬崖上栖息的飞鼠被惊起了，它们轮番向藤索飞扑过去啮咬，崖上的人们便把点燃的火把投向飞鼠，人与飞鼠展开了搏斗，而被悬吊在崖壁的药农，不顾飞鼠的袭击，用腿蹬着岩壁，竭力寻找铁皮石斛。经过一番拼搏，他终于在几处石缝中采了三兜粗壮的铁皮石斛。人们捧着草药赶紧奔下山……此时捉蛇郎已气若游丝，眼看就要咽气，人群中有老婆婆已在暗暗擦拭眼泪。老中医从山上奔下来的药农手中接过鲜石斛，赶紧用铁钵研碎取汁，把鲜石斛汁一点一滴喂入捉蛇郎的嘴里。说来神奇，眼看要断气的捉蛇郎竟渐渐出现了生机，尔后竟慢慢地睁开了眼睛，原来担忧的人们顿时欢呼起来……

铁皮石斛属兰科植物，因其生于石缝中，故名石斛。其鲜品入药，名鲜石斛；加工成耳环状的干燥品入药，名耳环名斛。其老茎干后表面呈青灰色而似铁皮，故名"铁皮石斛"。

《本草纲目》中载：石斛，"强阴益精，厚肠胃，补内绝不足，平胃气；长肌肉，益智除惊，轻身延年……"在道教医学经典《道藏》中，铁皮中斛名列中华"九大仙草"之首。民间有野山参壮阳、铁皮石斛滋阴的说法。

灵芝草的传说

传说，秦始皇为了长生不死，派徐福带领三千童男童女到蓬莱仙岛去寻找不死之药"灵芝仙草"；《白蛇传》更是绘声绘色地描述白蛇盗取灵芝草，给许仙一吃便"死而复生"。

所谓"灵芝草",其实并不是草,而是一种菌,为多孔菌科植物。郭沫若在《题灵芝草》中写道:"茎高四十九公分,枝茎处处有斑纹。根部如縠光夺目,乳白青绿间紫金。"

正因为灵芝形状奇特,光泽夺目,加之生长环境特殊,采集不易,使人感到神秘,各种神话传说也就应运而生。

灵芝,在《神农本草经》中即已记载,分为紫芝、赤芝、青芝、黄芝、白芝、黑芝六种。现代所见的灵芝,主要是紫芝和赤芝两种。

《神农本草经》把灵芝列为上品,认为它有益精气、坚筋骨的功效。现代药理实验也证明,灵芝确有一定的滋养强壮的作用。

神经衰弱的病人服用灵芝,失眠、多梦、头昏等症状可明显好转。慢性支气管炎患者服用灵芝,既可减轻症状,又能减少复发。慢性肝炎病人服用灵芝,有保肝功效,有助于转氨酶下降。高血脂、高血压和冠心病患者也可服用灵芝,有降低胆固醇和降低血压的作用。身体虚弱、抵抗力低下、容易感冒的人服用灵芝也有减少发病的效果。

越婢汤的传说

春秋末年,一天清晨,越王勾践突患头昏目眩、浑身乏力、全身浮肿、下腹胀满、小便不利之疾。召来太医会诊,切脉服药,但一连十几天,病情丝毫没有减轻,反有加重之势。满朝文武大臣急得无计可施,太医更是犹如热锅之蚁,一再会诊商讨,仍束手无策。越王烦躁大怒,大斥太医无能,下旨要斩,并在全国张贴告示:谁能治好越王之病,重重有赏!可是一连数日,无人应诊。

这时,伺候越王的一个婢女自告奋勇,愿给越王治病,并说如果治好了越王的病,不求奖赏,只要越王赦免众太医就行。大臣们深感惊讶,太医们更是惊奇不已,谁都不相信这个婢女有什么医术。可是越王被疾病折磨得甚苦,且目前又无人敢来应诊,也只好抱着一线希望勉强同意婢女下药。说来也奇,越王服下婢女下的一碗汤药之后,不多时全身轻快,浮肿渐退,病已去了一大半。服用三剂后病竟痊愈。

越王大喜，对这个婢女大加赞赏，并封为妃子。被赦免的太医们个个自觉惭愧，同时满腹狐疑，暗暗惊叹：一个婢女，哪来这等高超医术？于是结伴向这个婢女谢救命之恩，并讨教她到底用的是什么灵丹妙药。婢女听后，微笑谦恭道："我哪有什么高超医术、灵丹妙药，其实都是平常向你们学的呢。我经常熬药服侍王宫上下，久而久之，熟悉了什么药治什么病。这次大王患病，你们处方不验，是因为你们畏惧大王，认为大王是龙身玉体，不敢用平时常用的这些峻猛廉价的药物，岂能奏效？"一席话，太医们佩服得五体投地。

事后，太医们将婢女所用之方剂，取名为"越婢汤"，并载入医书。

白齿乌发散的传说

相传唐末五代时有位很有学问的道士叫陈抟，后因宋朝开国皇帝赵匡胤十分佩服他的棋艺和学问，便将华山封给他作为研究道学的胜地。陈抟见皇帝年龄未及半百就齿枯发白，便索笔写诗献上。诗云：

猪牙皂角及生姜，西国升麻熟地黄，木律旱莲槐角子，细辛荷叶要相当，青盐等分同烧煅，研细将来使最良。揩齿牢牙髭髭黑，谁知世上有仙方。

皇帝即命御药院收藏，并照方配制。后来这个秘方又出现在华山莲花峰张超谷的石壁上。据说是陈抟118岁时，临死前为造福民众而写上去的。皇帝是否用过此方不得而知，但在民间确有人坚持用此方揩齿刷牙，而获得了固齿白牙乌须发的疗效。

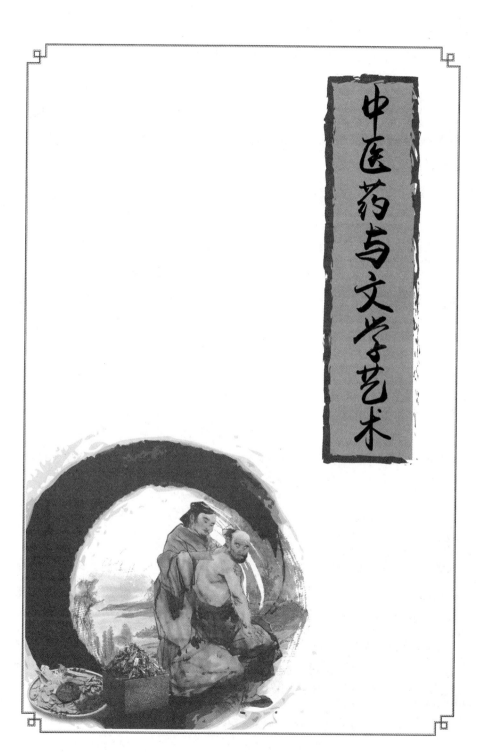

中医药与文学艺术

《诗经》中的医药知识

《诗经》是我国最早的一部诗歌总集，不但反映了商周时期的社会政治和风俗民情，还收录了很多医药学知识，为研究古代的医药学发展提供了珍贵的素材。

《诗经》中记载的疾病有狂、首疾（头痛头晕等）、疾首（头部创伤或疮疡）、忡、痒、盯、瘝、烈假（急性传染病）、瘅等15种之多。对疾病的发病也有一定的认识，如《邶风·击鼓》"忧心有忡"，指出过度忧伤可导致"怔忡"。《邶风·泉水》"驾言出游，以写我忧"，指出外出游玩，也可怡神泻忧。《诗经》中对医学心理方面的涉及特别多，由此可知当时已认识到疾病与情志密切相关。

至于用药物治病也不乏其例："陟彼阿丘，言采其虻。"（《鄘风·载驰》）意思是穆公懦弱，不能救卫，心情苦闷，要寻丘地采虻来解除郁结；"焉得谖草？言树之背。愿言思伯，使我心痗。"（《卫风·伯兮》）因为谖草（萱草）可以镯忧，诗中的这位思夫之妇想用来治疗自己的忧思之疾。《诗经》对酒的治病和致病作用都有较深的认识：适量少饮则有醒神活血之功，过量则会导致神昏等中毒现象，谷酿春酒还有补气血、强身体之效。

《诗经》中记载的中药名（包括药用动、植物等）多达291种，其中草类102种，木类65种，鸟类46种，兽类28种，虫类26种，鱼类19种，其他5种。对某些药用植物的产地和具体生长环境做了记载，如"爰采唐矣？沫之乡矣。""爰采麦矣？沫之北矣。""爰采葑矣？沫之东矣。"诗中讲到采菟丝子（唐）要到卫国去。割麦要到沫邑之北，采蔓菁（葑）要到沫邑之东。《秦风·车邻》："阪有桑，隰有杨。"桑树长在山坡，杨树长在湿洼地。可见，古人已认识到药材产地对药材质量的影响，也就是后世所说的道地药材。

《诗经》对动植物药材外观形色也有很细致的观察和描述，如《卫

中医中药轶事珍闻

风·氓》："桑之未落，其叶沃若。""桑之落矣，其黄而陨。"不同的季节，桑叶的色泽荣枯也不一样。另外，《诗经》对季节和气候寒热带来的影响也有所及。《小雅·黍苗》："黍苗，阴雨膏之。"黍苗因阴雨滋润而长得茂盛。《诗经》中较具体地写到一些动植物的生长活动与季节的关系，这些对指导按时种、采药物都很有意义。

从《诗经》中不难看出，我国商周时期的药物知识已非常丰富，对疾病的认识也比较深刻，这为《神农本草经》等医学著作的产生，无疑是奠定了基础。

《红楼梦》中的"医药"

《红楼梦》不仅是一座伟大的艺术宝库，还是一部难得的医学经典著作。粗略地算一下，《红楼梦》涉及方剂 45 个，药物 127 种，几乎包含着中医药体系的各个方面。

在《红楼梦》中，曹雪芹对食疗方剂进行了详细的描述。在书中第三十四回、四十五回、六十三回里，分别借宝玉、宝钗、袭人之口，说出了汤、粥、茶的用途：酸梅汤能化阴生津止渴；粥是最补气的；普洱茶可清胃消食。

曹雪芹对中药颇有研究。在第二十八回中，宝玉分析林妹妹所患之病是先天不足的内证，从吃煎药以疏散风寒和吃丸药以调理虚损两个不同侧面，说明先吃汤药以治急，再吃丸药以医慢性病的道理。接着，又描述了宝玉对紫河车、人参、何首乌、茯苓的认识。在第五十九回中，史湘云说自己犯了杏斑癣，便向宝钗要了蔷薇硝来涂擦。研究表明，蔷薇花根有治疗恶疥癣的功效，硝石研细外用有消炎的作用。

《红楼梦》还记载了西药东进史。那就是第五十二回中晴雯患感冒，宝玉唤人要了洋烟（鼻烟），还讨了"西洋贴头疼的膏子药"（叫作"依佛哪"）。《红楼梦》成书于乾隆年间，说明此时"洋药"已为"中用"。

《西游记》里药飘香

　　《西游记》的作者吴承恩不仅是一位著名的文学家，同时还通晓岐黄之术，在《西游记》中留下了许多妙趣横生的药名诗，读之脍炙人口，回味无穷。

　　在第二十八回中写孙悟空回到花果山，听说手下的小猴被打猎的弄死很多，后来又看见有千余人马进山打猎，不由顿生怒气，念了一首《西江月药名词》：

　　石打乌头粉碎，沙飞海马俱伤。人参官桂岭前忙，血染朱砂地上。
　　附子难归故地，槟榔怎得还乡？尸骸轻粉卧山场，红娘子家中盼望。

　　这首药名词共用了乌头、海马、人参、官桂、朱砂、附子、槟榔、轻粉、红娘子九种药物名称。全词用药名嵌文巧妙，真正体现了一种高超的文字技巧，从另一方面弘扬了中医药。作者于词中运用药名的谐音转指另一人或事物，如"附子"指父子，"红娘子"指女性，"朱砂"指血流成河后的红色。这首词上片写的是飞沙走石后的一个惨不忍睹的场面，被打得死的死，伤的伤，尸体遍地，血流成河。词的下片宕开一笔，用"附子"代表人，说人死了，尸骨将永久与黄沙衰草为伴，不能再与家人团聚了，而最可怜的应当是那些少妇们。这些以中药名填词无不用巧恰当，寓意深刻，耐人寻味。

　　在《西游记》第三十六回中，太上老君收了金银二童子，唐僧师徒继续西行，"水宿风餐，披霜冒露"，倍感辛苦。经一座深山，唐僧见山势险峻，猛兽凶恶，心中凄惨，兜住马，路声："悟空啊！"之后念道：

　　自从益智登山盟，王不留行送出城。
　　路上相逢三棱子，途中催趱马兜铃。
　　寻坡转涧求荆芥，迈岭登山拜茯苓。
　　防己一身如竹沥，茴香何日拜朝廷？

这首诗选用了益智、王不留行、三棱子、马兜铃、荆芥、茯苓、防己、竹沥、茴香九味中草药名，这些药名含蓄地揭示了《西游记》的故事情节，颇具匠心。"益智"指的是唐三藏奉唐王之命，赴西天（天竺）的大雷音寺取"大乘经"的矢志不渝的信念；"王不留行"指的是唐太宗摆驾亲自为御弟唐三藏饯行，并与众官送出长安关外；"三棱子"指的是孙悟空、猪八戒、沙和尚这三个徒弟；"马兜铃"正是唐三藏师徒与小白龙一起"乘危远迈杖策孤征"匆匆赶路的形象和声音。

诗的前半首是写唐僧回忆从长安出发取真经，唐太宗亲自送出关，叙述途中收三名徒弟及白龙马的经过。诗的后半首写取经途中所遇各种艰难险阻都不能阻挡拜佛取经的决心，表达了唐僧功成回乡的急功思想。全诗妙用借喻、谐音、双关等修辞手法，使文字与中药名形一体，一气呵成，朗朗上口，并没有斧凿之痕。

除此之外，书中还有像"兜铃味苦寒无毒，定喘消痰有大功。通气最能除血蛊，补虚宁嗽又宽中"（第六十九回）一诗，则将马兜铃一药的性味、功用、主治病证等说得异常清楚。又如"万寿山中古洞天，人参一熟几千年"（第二十六回）；"屏开玳瑁甲，槛砌珊瑚珠"（第六十回）；"斑毛（斑蝥）前后咬，牛猛（虻虫）上下叮"（第七十四回）等，中药诗举不胜举。作者还将黄精、山药、胡桃、龙眼、莲子、枸杞子、茯苓等搬上了国王和妖魔鬼怪的筵席，读之别有一番情趣。

名人与药名诗词

我国中药种类繁多，古时常有文士将中药名嵌入诗词中，借用药名中的字义或谐音，来表达某种特定的含意，读来使人耳目一新。

诗人屈原的巨著《离骚》，在其373行诗文中，曾先后写到了江离、泽兰、木兰、木莲、申椒、佩兰、白芷等25种以上的中药名，如"朝饮木兰之坠露兮，夕餐秋菊之落英""扈江离与辟芷兮，纫秋兰以为佩"。作者用香性药物来象征自己纯美高洁的志向，以及不甘堕落、决不同流合污的高尚情操。

唐代官至礼部尚书的权德舆，曾作药名诗一首：

七泽兰芳千里春，潇湘花落石粼粼。

有时浪白微风起，坐钓藤阴不见人。

诗中嵌入的药名有：

泽兰　性味苦辛，能活血调经、消散痈肿，治疗月经不调、产后瘀血腹痛。

白薇　性味苦寒，能清血分之热，可治疗热入血分引起的舌红口干、午后发热或夜间发热。

钩藤　性味甘凉，有清热和平息肝风的作用，善治小儿高热、急慢惊风引起的手足抽搐痉挛及肝风内动引起的眩晕。

北宋礼部尚书洪皓，曾作为使臣出使金国，被无理扣留15年方归。扣留期间，他作了一首《集药名次韵》，用独活、续断、知母、相思子、没药、白头（翁）6味中药，抒发他的思家之念："独活他乡已九秋，肠肝续断更刚留。遥知母老相思子，没药医治尽白头。"

南宋爱国词人辛弃疾于新婚不久就辞别妻子奔赴抗金前线，一日夜深人静，他以中药名填词一首，遥寄娇妻：

云母屏开，珍珠帘闭，防风吹散沉香。离情抑郁，金缕织硫黄。柏影桂枝交映，苁蓉起，弄水银塘。连翘首，惊过半夏，凉透薄荷裳。

一钩藤上月，寻常山夜，梦缩（宿）沙场。早已轻粉黛，独活空房。欲续断弦，未得乌头白，最苦参商。当归也！茱萸熟，地老菊花荒。

从中可以找出云母、珍珠、防风、沉香、郁金、硫黄、黄柏、桂枝、肉苁蓉、水银、连翘、半夏、薄荷、钩藤、常山、缩砂（仁）、轻粉、独活、续断、乌头、苦参、当归、山茱萸、熟地黄、菊花共25味中药。这些药名本身的语义不仅构筑了词的内容，而且使之与词意有机地融为一体。

宋代扬州名士陈亚，是作嵌药名诗的能手，他的咏牛诗曰："地名京界足知亲，托借寻常无歇时。但看车前牛颈上，十家皮没五家皮。"诗中嵌入了"荆芥（谐音）""蝎（谐音）""车前""五加皮（谐音）"四味药。全诗又紧扣咏牛主题，可谓匠心独运。

他还用药名填过三首《生查子》词：

其一

相思意已深，白纸书难足。字字苦参商，故要檀郎读。分明记得约当归，远至樱桃熟。何事菊花时，犹未回乡曲。

其二

小院雨余凉，石竹风生砌。罢扇尽从容，半下纱橱睡。起来闲坐北亭中，滴尽珍珠泪。为念婿辛勤，去折蟾官桂。

其三

浪荡去来来，踯躅花频换，可惜石榴裙，兰麝香将半。琵琶闲后理相思，必拨朱弦断。拟续断朱弦，待这冤家面。

在这三首词中，既要标出药名，又要顾及词格，还要表达离别情绪，这就发生了困难，但作者采用很巧妙的办法去解决。一是"同音替代"，凡是直用药名而妨碍诗意的地方，都用同音字，如"意已"代"薏苡"，"白纸"代"白芷"，"郎读"代"狼毒"，"远至"代"远志"，"回乡"代"茴香"，"雨余凉"代"禹余粮"，"从容"代"苁蓉"，"半下"代替"半夏"，等等。二是"拆开分用"，嵌入在词句中的药名不是一眼就能看出来的，前粘后连，把药名拆散了，需要细心辨认，才不至于弄错。如"字字苦参商"，"参商"前接"苦"字，即点出"苦参"药名。又如"为念辛勤"，"辛勤"是一个词，前接"婿"字，即点出"胥辛"（细辛）药名。其余可依此类推。把药名拆开分用而使整句天衣无缝，浑然一体。

元代名士陈孚的《交趾驿》诗云："长空青茫茫，大泽泻月色。史君子何来？山椒远于役。虎狼毒草丛，泪如铅水滴。更苦参与商，骨肉桂海隔。问天何当归，天南星汉白。"诗中嵌入"空青""泽泻""使君子""肉桂""天南星"等10种药名。

明代著名文学家冯梦龙收集的山歌："红娘子叹一声，受尽了槟榔的气，你有远志做了随风子，不想当归是何时？续断再得甜如蜜。金银花费尽了，相思病没药医，待他有日茴香（回乡）也，我就把玄胡索儿缚住了你！"嵌入了"红娘子""槟榔""远志""当归""续断""金银花""没药""茴香""玄胡"等药名。

清初戏曲作家朱佐朝在《莲花筏》传奇中，写到女子齐玉符为试探男友姚良的心意，提出让他作诗，诗中必须嵌入她正在服用的药方上的八味药。姚良提笔写成七律一首："天门冬日晓风飕，浮寄天南红蓼舟。不嚼石莲心亦苦，沉香衾冷梦惊秋。玄胡索去同心带，血泪流红豆未休。半夏拟归云汉去，难教织女会牵牛。"诗中巧妙嵌入了"天门冬""天南星""莲心""沉香""玄胡""红豆""半夏""牵牛"八味药，同时又把爱慕之情、求婚之意寓于其中，齐玉符看后很是感动，二人终结伉俪。

"中夕连召血结，续断防风黄柏。远志通草寄心，西党桂枝泽泄。当归熟地赤芍，管仲莲心百合。党参红参白芷，冬虫夏草羌活。"这是革命烈士胡佑生在狱中写给同志们的药名诗遗书，诗中巧嵌二十四味中药，每句六字三味药，看似一张药方，实则寓意深刻。这是胡佑生以中医为掩护，于1948年因被叛徒出卖被捕，在这特定背景下，用药名隐语诗向同志们表达的衷肠，诗的大意是：几日几夜遭特务刑讯逼供，极想与党联系，以防白色恐怖继续扩大，且凭我远大的革命志向，寄上赤心一片，希望党察知隐情，追查泄密的叛徒，游击队当回党的根据地，组织群众，同心协力突破围攻，党与游击队共生存，管教白匪难逞凶，像冬虫夏草一样，适应季节变化，展开灵活的斗争。

一首药名诗，表达了烈士的赤胆忠心，在烈士的家乡湖南传为佳话。

而专门用中草药名状景记事者，亦别有趣味。古人孙顺写的套曲《粉蝶儿·迎仙客》中："行过芍药圃，菊花篱，沉香亭色情何太急。停立在曲槛边，从容在芳径里，待黄昏不想当归。尚有百部徘徊意。"曲词中借用芍药、菊花、沉香、停立（葶苈）、从容（苁蓉）、当归、百部共七味中药，把一个丽人思春、踟蹰花园、流连忘返的情态勾勒得活灵活现，没有丝毫斧痕。

皮日休和陆龟蒙的药名诗

唐代著名诗人皮日休和陆龟蒙是一对志趣相投的文坛好友。一日，两人相约到城外郊游。郊外一派生机盎然的自然情趣勾起皮日休诗兴大发，遂作七绝一首："数曲急流冲细竹，叶舟来往尽能通。草香不冷无近远，志在天台一遇中。"吟后对陆龟蒙说："我这首七绝诗中暗含三味中药名，不知老兄猜得中吗？"陆龟蒙当即指出诗中暗含的"竹叶、通草和远志"三味中药名。接着陆龟蒙亦不甘示弱地吟了一首七绝："桂叶似茸含露紫，葛花如绶蘸溪黄。连云更入幽深地，骨录闲携相猎郎。"请皮日休也猜猜他诗中暗含的药名。皮日休也猜中诗中所含的紫葛、黄连和地骨皮三味药名。

皮、陆两人巧妙地将药名拆开分散在头句诗的末尾和下句诗的开头，须合读才能得出药名。

明代老中医的"药名四季诗"

明代小说家吴承恩文才横溢，能诗能文，并通医药。与之相邻有位姓李的老中医，不仅熟谙医道，还擅长写诗。两人友谊笃深，常在一起品茗谈诗。

一日，老中医将新近写就的药名四季诗赠予吴承恩：

春

春风和煦满常山，芍药天麻及牡丹。

远志去寻使君子，当归何必向泽兰。

夏

端阳半夏五月天，葛蒲制酒乐丰年。

庭前娇女红娘子，笑与槟榔（郎）同采莲。

秋

秋菊开花遍地黄，一回雨露一茴香。

扶童去取国公酒，醉到天南星大光。

冬

冬来无处可防风，白芷糊窗一层层。

待到雪消阳起石，门外户悬白头翁。

《四季诗》中含有中药名及制剂名，其中《春》中含常山、芍药、天麻、牡丹、远志、使君子、当归、泽兰；《夏》中含半夏、葛（根）、蒲（黄）、红娘子、槟榔、莲（子）；《秋》中含菊（花）、地黄、茴香、国公酒、天南星；《冬》中含防风、白芷、阳起石、白头翁。全诗生动描绘了影色如画的四季和栩栩如生的人物。

中医疗疾谐趣诗

明万历年间，名医陈实功有一次为邻居一妇人治病，他提笔开了一张"药方"，并嘱咐道："依鄙医所见，大嫂是懒则积脏，脏则致病，唯有照此方常服，方能保持安康。"那妇人接过药方一看，竟是一首绝句："粗茶淡饭农家宴，织布裁衣女中贤；肮脏入口多病邪，脱懒换勤校康健。"那妇人看罢，顿感羞愧万分，于是下决心改掉懒散的恶习，讲究卫生。由于她能照"方"服"药"，不久就治好了原来神疲力乏、卧床不起的旧病。

明代御医方勤之，有一年回乡休假，当地知府因夫人有疾求其诊治。方御医望闻问切开出药方："妇家未真疾，女人必望喜。痛知心缓当，经时切转归。"知府接过去一看大喜，以为妻子有孕。问妻子，但她矢口否认。知府细看良久，才弄清是首藏续尾诗，头讲病理"妇女痛经"，尾献药方"疾喜当归"。随后药到病除，真可谓神医国手，一时传为美谈。

蒲松龄妙写"药剧"

清代著名文学蒲松龄曾写下一个剧本《草木传》，它是我国戏曲史上唯一以中药名为剧中角色的剧本。

《草木传》以药入戏，根据中草药的性味、功能特点，运用"生""旦""净""丑"的戏剧行当加以演绎，使药物人格化、情节故事化，成功地把中药搬上了戏剧舞台。书中通过"剧中人物"的道白、说唱、赋诗等形式阐述了中药的性味、形状、功能主治等有关基本知识，共介绍了常用中草药五百余种。如一老生扮甘草上场白："我姓甘名平，善调诸药，也善解百药毒，万古流传。唯有那戟（大戟）、遂（甘遂）、花（芫花）与藻（海藻）共谋，他四人性最烈，与我不投。"这一道白，向人们通俗明了地介绍了甘草的药性、功能及配药所忌。

再如"剧中人物"的道白："那一日在天门冬前麦门冬后摇了摇兜铃，内出两位妇人，一个叫知母，头戴一枝旋覆花，搽着一脸天花粉；一个叫贝母，头戴一枝款冬花，搽着一脸元明粉。金莲来求咳嗽药方，黄芩抬头一看，即知头面各般所有枳实俱是止嗽奇药，放下兜铃，汇成一方，便把那热痰喘嗽一并治去。"

将中医方剂"清肺汤"组成药物天门冬、麦门冬、（马）兜铃、知母、贝母、旋覆花、天花粉、款冬花、玄明粉、金莲（花）、黄芩、枳实合疗镶嵌剧中，并把"清肺汤"这张中药方剂主治"热痰喘嗽"的功用道明，剧情编得如此绘声绘色，读来使人既领略文采，又掌握了方药知识，堪为巧夺天工，别出心裁。

施耐庵对联治病

生活在元末明初的大文学家施耐庵不愿替元朝办事，从钱塘县衙门里跑了出来，四处漂泊。在流浪期间，他的生活更加贫困，因此他只好在民间挂了个招牌，行起医来。施耐庵在兴化行医时，昭阳城里有名财主——顾迪，亲自登门为独生子顾斐求医。施耐庵见顾斐面黄肌瘦，躺在床上神情恍惚，口里在喃喃自语："五月艳阳天，五月艳阳天……"施耐庵坐下为顾斐按脉搏，病人脉搏微弱，而舌苔却焦红。据此病情推断，分明是肝火太旺，应以清凉祛火。他翻以前的几位医生的药方，一看也都是用的祛火药，非但不见效，反而病势不断加剧。此时，施耐庵感到格外棘手。

针对这一病情，施耐庵首先从查明起病原因入手。施耐庵认为病人起病缘由如果搞不清而要治好病，等于盲人走陌路，于是，他了解到顾迪有个表妹，不但人长得俊俏、端庄，而且满腹诗文，所以被誉为昭阳才女。顾斐小时候和表妹常在一起玩耍，于是由家人托亲友做媒撮合这门亲事。可是这个表妹学起"苏小妹三难新郎"来了。暗中叫丫环给顾斐送来一书，书中有"五月艳阳天""丁香花百头、千头、万头""山石岩前古木枯，此木即柴"三句上联，意思是要能对上三个对联，她才能出嫁，否则就请表兄安心读书。从这以后顾斐就卧床不起。

施耐庵听后，注视病人神态，只见顾斐泪流满面，处于半昏迷状态。一会儿，他翻了个身，口中仍是自语着"五月艳阳天"。施耐庵根据语言的对仗要求，脱口而出："三春芳草地！"说来奇怪，顾斐听到施耐庵的回答，顿时精神为之一振，神志显得十分清楚，竟像常人一样，对施耐庵说："敢问先生，这'丁香花百头、千头、万头'呢？"施耐庵不假思索地说："冰（氷）凉酒一点、两点、三点。"顾斐一听，连忙下床走到施耐庵面前深施一礼，然后说："'山石岩前古木枯，此木即柴'，再请先生赐教。"施耐庵稍微沉吟，用手在桌子上一边轻轻击着节拍，一边说："白水泉中月日明，三日是晶。"顾斐听完，病情顿消。

上面三副对子，从表面字义上看似简单，但在字里行间充满着文化色彩，且不说第三个对子由三个字组成，意思连贯，就是第二个对子"丁香花百头、千头、万头"中"丁"字是"百"字头，"香"字是"千"字头，"花"字是"万"（繁体为"萬"）字头，要能对上就不那么容易了。顾斐拿到这三副对子的上联，翻遍五经四书，一无所获，请教不少老书生也无可奉告。他心想，对子对不上来非但不能成婚，而且要在表妹面前有失体面，于是便在十分焦急中愁出病来了。

顾迪和服侍他的人见病好得这么快，大为惊讶，都感到施耐庵没有用一味药，只是说了几句对联，就把一个垂危的病人治好了，真是奇迹！

李时珍妙对药名联

李时珍不但医术高明，而且博学多识，能诗善文，以药名赋联更是他的一大爱好。

一天，有个外乡文人慕名来访，想一试李时珍的文采。他一进李家的院子，便瞧见墙边一丛丛生长茂盛的淡竹叶，即脱口吟道："烦暑最宜淡竹叶。"正来迎客的李时珍听了，答曰："伤寒尤妙小柴胡。"待迎客人入堂后，那客人随即吟一长联曰："白头翁，持大戟，跨海马，与木贼、草寇战百合，旋复回朝，不愧将军国老。"他得意扬扬地满以为李时珍一时难答上来，岂料李时珍随口应对："红娘子，插金簪，戴银花，比牡丹、芍药胜五倍，芙蓉出阁，宛若云母天仙。"联语中不但嵌进了许多中药名，且对仗工整，谐趣生辉。临行时，那客人又偶见庭前有几盆娇艳的玫瑰，遂出上联："玫瑰花开，香闻七八九里。"李时珍拱手送客，即对下联曰："梧桐子大，日服五六七丸。"那客人听了，佩服不已。

当时蕲州有一姓郝的知府，对医药也略知一二。一次他赏月散心时，灯笼破了个窟窿，风吹灯笼熄，他只好用纸糊好窟窿。为此，他用中药名拟了一个上联：灯笼笼灯，糊（故）纸原来是防风。这对联一直没人能对，后来还是李时珍采药归来才对上：锣槌槌锣，有（郁）金只能作雷丸。郝知府见李时珍能对，又出了一联：做官之士四海为家不择生地、熟地。李时珍即对道：行医之人一脉相承岂分桃仁、杏仁。

郝知府随手拿起李时珍开的处方，又出一联：纸白字黑，酸甜苦辣咸五味皆有；李时珍开处方的毛笔还在手上，便答道：杆硬尖软，采晒炒切炙百合俱全。

联中用"杆硬尖软"暗代毛笔，与上联的"纸白字黑"相对；用"采晒炒切炙"对"酸甜苦辣咸"；用"百合"对"五味"。郝知府见了，连连赞叹。

黄遵宪药名联抒怀

清末爱国诗人黄遵宪于戊戌变法后被清朝廷解职软禁，但其变法之志不减。他撰联抒怀："药是当归，花宜旋复；虫还无恙，鸟莫奈何。"上联首句说国家需要用当归这样的药以补气治本，次句说美好的事物总像中药旋覆花那样曲折反复，表现了作者对变法的信心和对迫害的无畏。

药联展才华

从前，有一张氏父子在外地行医，因医技高超，求医者不绝，可是他们却遭到当地一名医霸的百般刁难，为此父子俩决定返回故乡。临行之前，他们在店门贴了一副对联："生地人参，附子当归。"横批是"茴香"。然后，悄悄离去，次日一早，病人见到门前对联，都为张氏父子的遭遇鸣不平，同时也为他们的离去感到惋惜。

有一后生欲拜一老郎中为师学医，老郎中却出一对："九死一生救阿斗，昭君出塞到番邦。"横批是："立起沉疴。"而后，老郎中捻须笑道："此联内含四味中药，横批则是一位古人姓名，你若能猜得出，我便收你为徒。"后生略思片刻，胸有成竹地回答："'九死一生'是'独活'，'阿斗'是'使君子'；'昭君出塞'是'王不留行'，'番邦'即'生地'。横批是汉朝大将军'霍去病'。师傅，不知徒儿所答对否？"老郎中听罢大喜，于是正式收他为徒。

借药联选中两人

从前有位老中医开了一间药铺，药铺后来又要添两名杂工，有位中年妇女闻讯后便来推荐自己的一对儿女。店主怕她偏私，便尾随在后看她如何选才。只见中年妇女回到家后，吩咐儿女一个出上联，一个对下联。儿子见母亲归来，触景生情，脱口道出："一阵乳香知母至。"女儿抬头见窗户纸已陈旧破损，便随口答道："半窗故纸防风来。"还未等中年妇女说什么，店主已撞门进屋，称赞道："好聪明的孩子，你们被选中了。"

文官武将巧对药联

明代正统年间的一个春节，朝廷翰林院侍讲刘球与兵部侍郎于谦聚首，共商抵御瓦剌南侵之策略以上奏皇帝。议毕，刘球不由雅兴大发，提出联对娱乐，要求出联与所对均嵌入中药名，意欲救治即将来临的国难。素爱诗联的于谦也想松弛一下情绪，便欣然赞同。

两位爱国志士漫步迈向庭院，一过后门，刘球就指着廊檐下挂着的灯笼，脱口吟出："灯笼灯笼，纸（枳）壳原来只防风。"闻言的于谦略加思索，便对出下联："鼓架鼓架，陈皮不能敲半下（夏）。"刘球见难不倒于谦，又制一考题："神州处处有亲人，不论生地熟地。"于谦很快答道："春风时时尽着花，但闻藿香木香。"生性刚直的刘球决不轻易认输，他觉得自己的出联或许因为太俗，所以于谦应付裕如，若是出一高雅点的联句，恐面前的武夫费大力对之，也未必佳。少顷，眼珠一转的刘球自信地抛出上联："湘子吹漂哨，弹琵琶，唱神曲，声声龟板。"满腹经纶的于谦岂是等闲之辈，他皱了皱眉即蹦出对句："将军使巴戟，过常山，征木贼，阵阵雄精。"

这文武官的联对运思巧捷，珠联璧合，自然成趣，上下语不仅按规定嵌入一至数味中药名，而且其中寓意耐人寻味，堪称绝妙之作。

王维巧对结良缘

相传唐代诗人王维在居士山隐居读书时，有一次偶染小疾，便上街去买药。他来到一家药店门口，见柜台内坐着一位端庄秀丽、文静素雅的少女，心中不禁暗暗称奇："市井之中，如此佳丽确实少见，不知她才学如何，何不试她一试。"于是走上前问道："姑娘，今日小生上街忘记带上药方，望姑娘方便一二，不知可否？"

姑娘彬彬有礼地答道："方便顾客，治病救人，是医家的本分。"

王维脱口说道："一买宴罢客何为？"姑娘莞尔一笑，从容答道："酒闭宴罢客当归。"王维接着又说："二买黑夜不迷途。"姑娘不慌不忙地答道："夜不迷途因'熟地'。"王维继续说了八句，姑娘都对答如流。"三买艳阳牡丹妹。""牡丹花妹'芍药'红。""四买出征在万里。""万里戍疆有'远志'。""五买百年美貂裘。""百年貂裘好陈皮。""六买八月花吐蕊。""秋花朵朵点'桂枝'。""七买难见熟人面。""难见熟人是'生地'。""八买酸甜苦辣咸。""世人都称'五味子'。""九买蝴蝶穿花飞。""'香附'粉蝶双双归。""十买青藤缠古树。""青藤缠树是'寄生'。"

王维连声称妙，暗自思忖，这姑娘洒脱艳丽，才学惊人，可谓双绝。我求学哪能怠慢偷闲，落后于姑娘之后。从此，他更加奋发攻读，终于中榜及第。但他的心始终忘不了那姑娘，便到药店去向姑娘求婚，果然喜结良缘。

药联招婿

明代，药都樟树镇"同春堂"中药铺刘老板，膝下一女，貌美，才华出众，视为掌上明珠。依女儿之意，对药联招婿。

一天，药铺门前挂出一上联："刘寄奴，插金钗，戴银花，套玉镯，比牡丹芍药胜五倍，从容出阁，含羞倚望槟榔。"并说明，对出下联者，即招其为婿。

四邻八方的后生闻讯蜂拥而来，个个用心，但无人能对出下联。突然，一位衣着寒酸的青年挤进人群，凝视药联片刻，大声道："徐常卿，持大戟，穿甲片，跨海马，与木贼草寇战百合，凯旋回朝，车前欲会红娘。"

刘老板听了，心喜。但见该青年穿着褴褛，不像个读书人，便故意又出联："一身蝉衣怎进将军府。"青年即对："半支木笔敢书国老家。"又道："扶桑白头翁有远志。"对曰："淮山红孩儿不寄生。"

刘老板满心喜悦，将青年接入厅堂，细问身世，又试探地问："遇木贼，入生地，安能独活？"青年对道："待半夏，进天门，定折玉（肉）桂。"

刘女屏风后弹奏琵琶，青年细听，随轻拨桌上七弦琴和了起来，美妙动听。刘女款款而出，含羞上前施礼，吟道："听徐长卿奏黄芩（琴），陈香阁内曲曲惊云母。"徐氏拱手回礼对道："闻女贞子弹枇杷（琵琶），防风屏前声声动天星（天南星）。"

刘家即招徐氏为婿。数日后，徐氏赴京赶考，果然中了状元。

中药妙联趣味多

中国对联不仅源远流长，而且千姿百态。作为联苑中一枝迷人的奇葩，中药联更是香浓溢橘井，花开满杏林。可谓俯拾皆是，妙趣横生。

"烛映合欢被，帷飘苏合香。"渊源于梁简文帝肖钢的药名诗。联中"合欢""苏合香"二药巧妙嵌入，烘托出了烛光下被、帷香美飘柔的氛围。

"白头翁牵牛过常山，遇滑石，跌断牛膝；黄花女炙草堆熟地，失防风，烧成草乌。"是清代梁章钜在《浪迹丛谈》中记录的他与人巧对的一副名联。上联嵌入白头翁、牵牛、常山、滑石、牛膝五味药名，且牵牛、牛膝二药均有"牛"字，应对难度大。梁章钜所对的下联也有黄花女、炙草、熟地、防风、草乌五味药名，且有二"草"，对仗工整，文通语畅。

还有诸如："国老牵牛耕熟地，将军打马过常山。"含甘草、牵牛、熟地、大黄、常山等五味中药名。"牵牛子耕遍生地熟地，白头翁采尽金花银花""当归方寸地，独活世间人""红芽大戟将军府，金钱重楼国老家"等，极富意趣。"熟地迎白头，益母红娘一见喜；淮山送牵牛，国老使君千年健。"把十味中药用迎、送二字巧妙相连，颇为得体。"白头翁厚朴贯众，威灵仙鸡冠玄参。""红娘子连须织昆布，白头翁熟地种天麻。"两联也是药名联排，不仅对仗工整，而且意趣昂然。

还有一些用中草药名作联喻人喻事，点拨迷津。如警示少数人官迷心窍，为富不仁的有："人参莫为官桂忙，厚朴处世淡苁蓉。"规劝少数人莫以功自居，忘乎所以的有："大将军因陈甘遂，滑石台前，步步细心（辛）敲半下（夏）；白头翁旋复熟地，常山脚下，声声归（龟）板须防风。"……这些联句寓意深刻，工整俏皮，令人拍案叫绝！

古今药铺对联

古代的药铺都喜欢在店堂门口贴一些既有行业特点又颇有趣味的对联，称之为药联。

有的药联引经据典，用来增添店堂色彩，如"寿世寿人，杏林春满；为医为药，橘井泉香""细考虫鱼笺尔雅；广收草木续离骚""太白饮斗酒，斗酒不醉；神农尝百草，百草皆春"。

有的药联是表明办店经营宗旨的，如"不惜千金价；唯推一体仁""虽无刘阮逢仙术；只效岐黄济世心""入室有言皆是药；出门握手便知心"。

有的药联是直接道明经营内容和特色的，如"橘井名高，取精选粹；药炉春暖，含英咀华""囊中悉系延年剂；架上都成不老丹""深明佐使君臣礼；远萃东西南北材""医治有良方，抬进来走出去；院中多妙药，无凡草尽仙丹"。

有的药联说明本店药材炮制情况的，如"选材详本草；饮片配良方""炮制药材，尝甘尝苦；推敲医理，如琢如磨""各地产灵芝，采入药囊能益寿；群山生瑞草，炼经炉火便成丹"。

有的药联是介绍药品的，如"桃仁、杏仁、柏子仁，仁心济心；天仙、凤仙、威灵仙，仙方救人""南参北芪，匣内丸散延年益寿；藏花川贝，架上膏丹返老还童""赠尔金丹，当归熟地耕田去；南君玉竹，远志常山得道来"。

有的药联是自赞医德高尚、用药精湛的，如"天下药治天下病，无病不能治；世上人除世上灾，有灾便可除""效神农尝百草，广识药性；似华佗医万病，巧用单方""望闻问切对症治疗施妙手；膏丹丸散秘方酌配可回春""一药一性，岂能指鹿为马；百病百方，焉敢以牛做羊""除三亲四友病痛；收四海五岳精华""当归方寸地；独活几千人""春夏秋冬，辛劳采得山中药；东南西北，勤恳为医世上人""携老，青葙子背母过连桥；扶幼，白头翁拾子过常山""金石草木，性虽殊异；膏丸丹散，用有专长""切三关，辨阴阳，兴中伐贼，师承仲景；谙百草，定君臣，拯弱抑强，法效时珍"。

有的药联祝人健康长寿、讲养生的，如"常乐何用开胸顺气丸；无忧莫服天王补心丹""起死回生，但愿人长寿；逢凶化吉，何妨我少眠""膏可吃，药可吃，膏药不可吃；脾好医，气好医，脾气不好医""身体好，多锻炼便好；药品佳，少服用为佳"。

以上药联不仅有古代传统对联的工整对仗、含意深刻的特点，还包含了丰富的中医药学知识，是我国古代医药学中的奇葩。

对联颂医德

在中国历史上，出现过许多享誉一时甚至万世景仰的医药学家，后人也为他们建立了不少纪念建筑。在这些纪念建筑中，多有称颂他们的名对佳联。

东汉的张仲景，既是一位造福一方百姓的长沙太守，又是悬壶济世、万民称赞的神医。湖北武当山医圣祠中佳联众多，其中一联为：

> 立论活人，当年无愧谥医圣；
> 善书妙说，今日有情颂良方。

东汉末的名医华佗，是一位命运不佳但又极富传奇色彩的医学家。北京通州旧医王庙中有联，对华佗的不幸遭遇表达了同情，同时也对其医术医德给予了高度评价：

妙施仁术，殁而失其传，虽五禽之戏犹存，奈余卷残烧，伤心狱吏；
耻附权奸，死亦得其所，彼一世之雄安在，看千秋享祀，稽首医王。

唐代名医孙思邈，史称"药王"。陕西的药王山便是因纪念孙思邈而得名，山中有药王庙，庙内有一联：

志在救人，剂温凉寒暖，而万姓感德；
心欲济世，诊沉浮迟数，乃千古扬麻。

清代名医李和卿，医德高尚，医术高明，光绪进士吴獬与家人屡屡受惠，后来成为好友。李和卿60岁时，吴獬赠祝寿联：

专一壑，别无求，更向五千言勤研祖德；
致百龄，知有术，再留四十载普济民生。

"一壑"当隐居不仕解。《太平御览·符子》语："吾将钓于睿，栖于一丘。"后以一丘一壑比喻隐居以求其志。"五千言"指老子李聃著有五千言《道德经》，故誉为"祖德"，并寓寿者有良好美德。上联切寿者品格和姓氏，下联切其医生职业和医术高明。"致百龄，知有术"，老子为道家之祖，主清静无为，既与医术相通，亦可长寿。"再留四十载"而"致百龄"，正切寿龄六十。此联情趣甚浓，回味无穷。

还有一副赠送名医的祝寿联：

学精术也精，名士名医随各唤；
人寿已亦寿，仙桃仙李逐年载。

上联颂赞寿者既是知识渊博的才俊之士，又是技艺精湛的非凡医生，所以称其为"名士"也可，"名医"也行。下联称其妙手回春使人增寿，而自己为治病救人备感欣慰，就像一方可以使自己长寿的良药，给病人或自己栽下能带来福寿的仙桃仙李。

某君患牙病，痛苦不堪，就医诊断，拔去蛀牙，不日即愈，特撰联致谢，联云：

没齿无怨；
每饭不忘。

上联语出《论语·宪问》："没齿无怨言。""没齿"原指"终身"，这里借用字面，指拔去坏牙解除了痛苦，因而没有了牙齿也无怨言。下联语出陈文烛《重修西草堂记》："忠君忧国，每饭不忘。"原用以颂扬诗圣杜甫，这里借来表示对医生的感激。

程道州是清代名医，以热心助人、廉洁无私赢得人们的赞誉。他有联云：

但愿人皆健；
何妨我独贫。

作为一名中医，自然以看病卖药为生计，从这个角度看，医生盼着有患者也属情理之中，正如诗人笔下的卖炭翁一样，"心忧炭贱愿天寒"。但是，名医程道州却有宽阔的胸怀和慷慨为人的情操，有"吾庐独破受冻死亦足"之心，他宁可"我独贫"，也"但愿人皆健"，足见其医德之高尚。

范文甫是清代宁波著名中医，某年春节，他在自己家的大门上贴了这样一副对联：

何必我千秋不老；
但求人百病莫生。

自古以来，人们在春联中总是写些吉祥如意、祝福颂寿之语，而这位老中医却一反此道，在除旧迎新之际，不求自己富贵康宁，而祝愿别人幸福健康，也算一奇。其实，生老病死是自然规律，"千秋不老"是不可能的，而"百病莫生"也同样不易做到，但是，封建社会的一位中医，能有如此崇高的精神境界，的确难能可贵。

旧时有一副中药铺的对联：

但愿世间人无病；

何愁架上药生尘。

诗言志，联抒怀，从此联可以看出店铺主人的风格高、思想纯，值得称颂。

药联讽权贵

清代有一权贵，自恃位高势大，为装饰门面，在大门上赫然挂了副镏金对联：

诗第一，书第一，诗书第一；

父状元，子状元，父子状元。

广东才子宋湘路过此地，见到对联十分反感，便决意为对门的一家药店撰联，以捉弄权贵，杀杀他的威风。联曰：

生地一，熟地一，生熟地一；

附当归，子当归，附子当归。

联句双关上联，其中的"生地""熟地""附子""当归"均为中药名，借以辱骂权贵父子都是"乌龟"。

两副对联隔街相对，观者无不快意。

药联戏昏官

清代光绪年间，山东东阿县有一位刘中医，不仅医术高明，而且文才颇佳。

一天早晨，刘中医在游乡看病途中，与本县县太爷相遇。此县官虽为一县父母官，却经常鱼肉乡里。刘中医有心戏弄他，便大摇大摆地走了过去。

县官一见来人旁若无人的样子，便大声喝道："何许人也？竟敢如此少教？"刘中医从容答道："俺乃教书之人，因学时已到，恐误人子弟，急着赶路。"县官呵斥道："站住！世人像你这样的教书人实在不多，今天老爷倒要考你一考，若你能对上老爷的对联，今天放你一马，否则，留命再走。"说罢，县官望着衙役手里的伞，出句道："一把天蓝伞。"刘中医接道："六味地黄丸。"县官又出一句："身边卫士，两条杀威棒。"刘中医紧接："道旁艾叶，三把透骨草。"县官听了不悦，骂道："放屁，气臭钻地缝。"刘中医回道："防风，乳香搅天麻。"县官气得答不上来，便吩咐衙役将刘中医带回县衙。

途经戏楼，县官又出一对："楼上佳人，穿红挂绿，未必三从四德。"刘中医眉头一皱，对道："台下男子，面黄肌瘦，定有五劳七伤。"县官听罢，气得脸都变白了，大叫："大胆刁民，分明是戏弄本官。"刘中医说："三七玄胡，怎敢同乌贼骨粉。"县官恼羞不堪，忙说："不对了，回县衙。"

到了县衙，县官指着大堂上的堂鼓，又出一联："左堂鼓，右堂鼓，左五右六一字都排开。"说毕，看着刘中医冷笑。刘中医神态自若，不慌不忙地答道："紧伤寒，慢伤寒，紧七慢八酒（九）泡（炮）穿心莲（联）。"说完，转身就走。县官大怒，一拍惊堂木，大喊道："该死，莫走！"刘中医头也不回，边走边说："独活，当归。"满堂哗然，人人捧腹。县官又气又恼，但又无可奈何，只得眼睁睁地看着刘中医扬长而去。

嘲讽庸医的对联

　　纪晓岚家中屡为庸医所误，因此他对庸医十分恼恨。一次，有位庸医托人上门向纪晓岚求联，他奋笔疾书一副五言联：

不明才主弃；

多故病人疏。

　　这副对联的高明之处，在于只将孟浩然的诗句中原字调换了一下位置。《岁暮归南山》有句："不才明主弃，多病故人疏。"上下句套颠倒了两个字的位置，就成了一副嘲讽庸医的妙联。上联中"才"字借作"财"字，意思是因你医术低劣，求医的财主弃你而去。下联说，因你治疗多有事故，渴望治愈的病人定然与你疏远。幽默俏皮，谐趣无穷。纪晓岚还有一副讽刺庸医的对联：

新鬼烦冤旧鬼哭；

他生未卜此生休。

　　此联虽讽庸医，却未从正面写，而是以患者"未卜"而"休"成为"鬼"的悲惨命运，对庸医的无能与可恶，予以有力的鞭挞，犹如针砭，入骨三分。

　　民间还流传着这样一个故事。有一次，纪晓岚同乾隆来到一个小庙，神龛里供奉着财神和药王爷，乾隆让他给此庙撰一副对联，他马上写出：

有钱难买命；

无药可医贫。

　　还有一副嘲讽假郎中走江湖卖假药行骗的对联：

走燕北，闯关西，言能治病；

说真方，卖假药，半属欺人。

《对联掌故》介绍了这样一副挽联：

以生道杀人，吾辈中又弱一个；

拼死命喝酒，在灵前祭奠三杯。

此联戏挽成都北门某医生。此君医术不佳又好酒贪杯，这位医生死后，有人撰此联戏挽之。

冯梦龙的药名情书

明代文学家、戏曲家冯梦龙除著有闻名于世的《喻世明言》《醒世通言》《警世恒言》外，还编有时调集《桂枝儿》《山歌》，其中有药名写的一段情书：

你说我，负了心，无凭枳实，激得我瞪穿了地骨皮，愿对威灵仙发下盟誓。细辛将奴想，厚朴你自知，莫把我情书也当破故纸。

想人参最是离别恨，只为甘草口甜甜地哄到如今，黄连心苦苦嚼为伊耽闷，白芷儿写不尽离情字，嘱咐使君子，切莫做负恩人。你果是半夏当归也，我情愿对着天南星彻夜地等。

情书中共用了 14 个药名，情书、情思、情趣跃然纸上，反映出这位文学大师对医药知识的精通。

妙趣横生的药名家书

（一）

有一对家中开药铺的年轻夫妻，新婚后不久，丈夫就离家到远方的深山中采药。数月后，妻子见丈夫仍未归来，甚为思念，便用中药名写了一封家书："槟榔一去，已过半夏，岂不当归耶？谁使君子，效寄生缠绕他枝，令故园芍药花无主矣。妾仰天观南星，下视忍冬藤，盼不见白藏书，茹不尽黄连苦也！古诗云：'豆蔻不消心上恨，丁香空结雨中愁。'奈何！奈何！"信中情真意切，倾吐了妻子对丈夫的一片思念之情。

丈夫收到家书后，打开一看，原来是一封用12味中药名巧联而成的情书，不禁心潮澎湃，感慨万千，欣然提笔，回信一封："红娘子一别，桂枝已凋谢矣！思菊花茂盛，欲归紫菀。奈常山路远，滑石难行，始待苁蓉耳！卿勿使急性子，骂我曰苍耳子。明春红花开时，吾与马勃、杜仲结伴返乡，至时郁金香相赠也。勿念！勿念！"寥寥74字的短信，却嵌入13味中药名，与妻子的来信相呼应，互诉思念之情，可谓妙趣天成。

（二）

旧时有一家三口，父亲和儿子在外经营药材生意，留下儿媳阿娇在家种田。这一年夏收，眼看稻熟无人收割，阿娇心急如火，急忙给丈夫写了一封信寄去。丈夫收到信拆开一看，只见信上写道："禾稻已熟，附子，鸡爪，当归。"他略作思考，便知其意。原来，"附子""鸡爪"连同"当归"的谐音就是"父子及早当归"。可是无奈生意太忙，不能抽身离开，于是丈夫给妻子回了一封短信："大财未进，阿胶，全蝎，半夏。"信中同样使用了三味中草药名，可读作："阿娇权歇半夏。"妻子接到信后，明白了丈夫的意思，就一个人起早摸黑地把禾稻收割完了。

（三）

有一对夫妻，丈夫姓马名勃，妻子姓白名薇。下面是妻给远在外地的丈夫的一封书信，书中嵌入了几十味中药名。

马勃君鉴：

忆昔言欢于丁香树下，携手于芍药园中，共啖荔枝，同誓藕节，满谓金石同心。不意半夏来临，青黄不接，使君子远志异乡。时妾附子送香青蒿河畔。归时甜瓜落地，取名马宝，别字兜铃，幼读百部诗书，更兼性情厚朴。

曾托佩兰嫂传言，复由石蒂君致函，奈何山河阻隔，故纸难逢，理宜孤容当归。妾性女贞，能读书益智，侍奉白头翁姑，劝君莫摘路边紫草，勿攀墙外红花，珍惜青春，刻苦攻读。归时合欢花开放，草此即颂千里光明！

妾白薇上。

中药谚语

中药民间谚语内藏丰富的中医药知识，向人们阐述了中药的生长环境，采收季切、鉴别特征、药性疗效等信息，特介绍如下：

> 春采防风秋采蒿，独活开花质量高。
>
> 秋冬采集满山红，立夏玄胡找不到。
>
> 知母黄芪随时采，唯有春秋质量高。
>
> 春秋挖根夏采草，浆果初熟花含苞。
>
> 悬崖石壁找卷柏，阴湿地方有贯众。
>
> 半夏南星溪边长，车前葶苈路边寻。
>
> 粗皮横纹菊花心，不问就是西洋参。
>
> 宁得一把刺五加，不用金银满车拉。
>
> 有人识得千里光，全家一世不生疮。
>
> 穿山甲、王不留，妇女吃了乳长流。
>
> 知母贝母款冬花，专治咳嗽一把抓。
>
> 家中一碗绿豆汤，清热解毒赛神方。
>
> 家有刘寄奴，不怕刀砍头。
>
> 打得满地爬，离不开祖师麻。
>
> 若要睡得好，常服灵芝草。
>
> 细辛不过钱，过钱命相连。
>
> 识得半边莲，不怕与蛇眠。

大蒜是个宝，常吃身体好。

三月三，荠菜当灵丹。

妙趣横生的中药对联

妙趣横生的中药对联，在我国医药界和民间，不胜枚举，现介绍一些如下：

当归方寸地；独活世人间。

海龙海马通四海；红花红藤映山红。

琥珀青黛将军府；玉竹重楼国老家。

金钗布裙过半夏；栀子轻粉迎天冬。

红娘合欢一见喜；紫菀迎春广木香。

刘寄奴含羞望春花；徐长卿砒霜采蜡梅。

霞天彩云千里光；仙鹤太子万年青。

使君子走边疆三七当归；白头翁夜关门半夏附子。

四君子讲八法降乌贼不用大戟；两仙膏话四珍伏海龙专使虎杖。

红娘子，插金簪，将军一见喜；白头翁，服丹砂，常山万年青。

琥珀将军新春擎玉竹；重楼国老岁末赠金铃。

天冬麦冬忍冬款冬冬去迎春到；珠母云母知母贝母母陪桂子来。

想当年，辞知母，别莲子，走了几个月季，过了多少生地，到了沙苑，一路上斩荆芥，披蒺藜，道道桔梗；到如今，心甘遂，酬远志，经历千离百合，赢来万家合欢，又茴香里，半途中赏红花，走熟地，路路皆通。